출간을 하면서...

　사람들은 모두 제각기 이루고자하는 목표가 있습니다. 그 목표를 이루기 위해서는 좌절도하고, 힘이 들어도 열정적인 도전정신을 가지고 끝까지 그 목표를 이뤄내야 합니다.

　전국에 있는 물리치료학과 학생들은 물리치료사의 꿈을 갖고 각 대학에서 목표를 이루기 위해 그 향기를 주변에 풍기고자 합니다. 그러나 그 결실을 맺기 위해서는 넘어야 할 벽이 있습니다. 바로 국가고시입니다. 이 벽을 넘으면 각자 가는 길목에서 그윽한 서로의 향기를 뿜을 수 있을 것입니다. 따라서 물리치료학과 교수로서 해마다 이 벽을 넘고자 하는 학생들에게 무엇을 해야 할 것인가? 심도 있는 고민 끝에 벽을 넘기 위해 막연해하는 국시수험생들에게 도움이 될 수 있도록 교과서 중심의 물리치료사 국가고시 전 과목 요약집을 준비하고자 결심을 하게 되었는데, 마침 평소 지인이신 예당북스 최경락사장님께서 뜻을 같이하자는 제의가 와서 협의 후 전국의 국가고시 출제 및 특강 경험이 있는 물리치료학과 교수님들을 모시고 의견을 규합하여 여러 번 편집회의를 갖고 2년여의 오랜 준비기간을 걸쳐 교열과 교정을 통하여 자습서를 일구어 내게 되었습니다.

　해마다 국시과목 중 문제유형이 구용어에서 신용어로, 문제문답 제시가 부정형에서 긍정형으로, 난이도의 깊이, 암기형보다는 해석형위주, 임상사례형과 문제해결형, 실제위주형으로 비중이 높아져 가는 추세로 변해가고 있습니다. 이에 맞춰 단순하면서도 깊이 있는 요약과 경험이 많은 교수님들의 지도와 교정으로 명확하고 간결하게 정리를 하여 어려움과 압박감 속에서 방황하는 수험생들에게 방향를 잡아주는 동반자의 역할을 하게 된 것입니다. 그러나 여러 교수님들이 함께 지적하고 지도했지만 자습서가 처녀작이라 앞으로도 계속적인 수정·보완이 필요하다고 생각됩니다.

　본 자습서는 국가고시 기출 및 예상문제 등을 분석하여 구성하였고, 각 문제들의 해설을 제시하여 빠른 이해력을 높이도록 하였으며, 실기위주의 문제중심 해결형에 초점을 맞추고자 하였습니다.

　학생들과 물리치료의 이론과 실제를 논하고 틈틈이 준비한 자습서가 출간을 앞두고 모아졌을 때 신기하리만큼 감동에 젖었고, 이 자습서들을 여러 교수님들과 교정을 보면서 언제나 끝날지 속박감에 젖어 안타까웠지만 국가고시를 준비하는 물리치료학과 학생들에게 조금이라도 도움이 된다면 그 동안의 고생은 보람으로 돌리고 싶습니다.

　끝으로 이 자습서가 나올 수 있도록 지도·교정을 돌봐주신 광양보건대 최은영, 광주보건대 한상완, 광주여대 윤세원, 경북전문대 조용호, 구미대 배주한, 남부대 김용남·김용성, 남서울대 이상빈, 대구가톨릭대 김중휘, 대구과학대 최석주·최유림, 대구보건대 김병곤·김상수·송준찬, 동신대 남기원, 목포과학대 윤희종, 서남대 박장성, 서영대 심재환, 세한대 강정일·이준희, 순천청암대 유영대, 영남이공대 권용현, 원광보건대 송명수, 전남과학대 황태연, 포항대 임상완, 한려대 조남정, 호남대 이현민 교수님 (대학교 생략, 가, 나, 다순)들과 뒤에서 묵묵히 작업한 대학원생과 전국물리치료학과 학생학술연구회 여러분께 고개숙여 감사드리며, 이 자습서가 출판될 수 있도록 끝까지 도움을 주신 예당북스 최경락사장님 그리고 편집부 직원여러분께 감사를 드립니다.

2013년 2월
김 용 남 교수

물리치료사 국가시험 대비 Power Manual 물리치료학을 내면서...

　물리치료사로서 그리고 물리치료학과를 다니는 학생을 대표하는 모임으로서 저희가 이 책을 만들게 된 계기는 후배들이 보다 멋진 물리치료사로 성장하기를 바라는 마음에서 출발하였습니다. 지금까지 물리치료사 국가시험을 대비하기 위해 기존의 몇몇 문제집을 보거나 선배들이 보던 책을 물려받던 것이 대부분 이었습니다. 하지만 이는 시험을 위한 준비 일뿐 실제로 임상에 나가서는 새롭게 다른 지식을 배워야 하고 습득해야 했습니다. 현재 보건분야는 빠르게 변화하고 있으며, 무한경쟁 시대로 돌입하고 있습니다. 우리 물리치료사도 그 시대의 변화에 따라 기존의 물리치료 지식을 바탕으로 더 많은 것을 배우고 실력을 갖추어야 경쟁력이 생기는 시대가 되었습니다. 이 책이 조금이나마 후배들에게 지식을 넓히는데 도움이 되고 임상에 후배들이 진출하였을 때 소통의 연결고리가 될 수 있는 책이 되었으면 하는 바람입니다.

　이 책에서는 기존의 국가고시 유형을 반영하여 편집을 하였고, 국가고시시험에 필요한 이론 뿐만 아니라 기본적으로 임상에서 필요한 이론들을 추가적으로 포함하고 있습니다. 또한 이 책에서는 다른 문제집과 비교하여 많은 수의 문제를 포함하고 있으므로 학습한 이론을 문제 풀기를 통하여 이론확립과 문제 유형 대비를 한 번에 할 수 있는 장점이 있습니다. 그리고 각 문제에는 문제해설을 통해 보다 편하고 쉽게 개념을 한 번 더 확인할 수 있도록 하였고, 어떠한 문제가 중요하게 여겨지는 지 스스로 판단할 수 있도록 하였습니다. 오답을 줄이고 올바른 개념정리를 위하여 계속되는 검토작업을 진행하였습니다. 비록 방대한 양이지만 시간을 두고 차근차근 준비를 한다면 국가고시 합격은 물론 자신의 실력을 한층 올릴 수 있는 계기가 될 것입니다.

　후배들을 위하는 마음으로 전국물리치료학과 학생학술연구회에서 이 책을 2년 동안 성심성의껏 만들었고, 전국에 계신 **광양보건대 최은영**, **광주보건대 한상완**, **광주여대 윤세원**, **경북전문대 조용호**, **구미대 배주한**, **남부대 김용남 · 김용성**, **남서울대 이상빈**, **대구가톨릭대 김중휘**, **대구과학대 최석주 · 최유림**, **대구보건대 김병곤 · 김상수 · 송준찬**, **동신대 남기원**, **목포과학대 윤희종**, **서남대 박장성**, **서영대 심재환**, **세한대 강정일 · 이준희**, **순천청암대 유영대**, **영남이공대 권용현**, **원광보건대 송명수**, **전남과학대 황태연**, **포항대 임상완**, **한려대 조남정**, **호남대 이현민** 교수님들께서 직접 지도 · 교정을 해주셨습니다.

　이 책이 나오기까지 고생하신 전국물리치료학과 학생학술연구회 21대 위원진과 교수님들께 감사의 말씀을 전하며, 물리치료의 발전적인 방향으로의 성장을 위해 다 함께 노력했으면 하는 마음으로 이 책을 바칩니다.

2013년 2월
전국물리치료학과 학생학술연구회

| CONTENTS |

출간을 하면서
Power Manual 물리치료학을 내면서

01 공중보건 총론 — 13

1. 공중보건학의 학문적 성격 14
2. 건강과 질병 14
3. 공중보건학의 개념 16
4. 공중보건 수준의 평가 17
5. 건강 증진 18
6. 공중보건의 역사적 발달 과정 18
- 단원정리문제 20

02 환경 위생 — 27

1. 환경 위생 28
2. 기후와 온열 환경 28
3. 대기 환경 29
4. 급수 위생 34
5. 하수 처리 36
6. 의복 및 주택 위생 40
- 단원정리문제 43

03 환경 보전 — 53

1. 대기오염 54
2. 수질오염 60
3. 소음 및 진동 62
- 단원정리문제 63

04 식품위생 — 69

1. 식품위생의 정의 70
2. 식품의 변질 및 보존 70
3. 식품과 질병 71
단원정리문제 73

05 산업보건 — 77

1. 산업보건의 개념 78
2. 산업보건 관리 78
3. 산업 중독과 직업병 79
- 단원정리문제 82

| CONTENTS |

06 역학   87

    1. 역학의 개념 *88*
    2. 질병 발생 원인의 역학적 개념 *89*
    3. 역학 연구의 방법 *91*
    - 단원정리문제 *94*

07 감염병 관리   99

    1. 감염병 *100*
    2. 감염병의 발생 과정 *101*
    3. 감염병 관리 대책 *105*
    - 단원정리문제 *107*

08 급·만성 감염병 관리   113

    1. 소화기계 감염병 *114*
    2. 호흡기계 감염병 *116*
    3. 절지동물 매개 감염병 *118*
    4. 동물 매개 감염병 *120*
    5. 만성 감염병 *122*
    - 단원정리문제 *124*

09 기생충 질환 관리   129

    1. 정의 *130*
    2. 숙주 *130*
    3. 기생충 *130*
    4. 기생충 감염의 예방 및 관리 *131*
    - 단원정리문제 *132*

10 보건행정   135

    1. 보건행정의 개념 *136*
    2. 한국의 보건행정 현황 *136*
    3. 사회보장제도 *137*
    4. 보건행정의 원리 *138*
    - 단원정리문제 *139*

| CONTENTS |

11 인구와 보건 — 141

1. 인구론 *142*
2. 인구 조사 *142*
3. 인구 성장 *142*
4. 인구 문제 *143*
5. 인구 구성 *144*
6. 인구의 생명 현상 *144*
- 단원정리문제 *145*

12 보건 영양 — 153

1. 보건 영양의 개념 *154*
2. 영양소의 작용 *154*
3. 열량대사 *155*
4. 학교급식 *156*
5. 영양 상태의 판정 *157*
6. 영양장애 유형 *157*
- 단원정리문제 *158*

13 모자보건 — 161

1. 모성보건 관리 *162*
2. 영유아 보건 관리 *163*
- 단원정리문제 *164*

14 성인 및 노인보건 — 167

1. 성인병 발생 현황 *168*
2. 성인병의 종류 *168*
3. 노령화와 노인성 질환 *169*
4. 성인의 건강관리 *170*
- 단원정리문제 *171*

15 학교보건 — 173

1. 학교보건의 개념 *174*
2. 학교보건 사업 내용 *174*
3. 학교급식 *175*
- 단원정리문제 *176*

16 보건교육 — 179

1. 보건교육의 개념 *180*
2. 보건교육 방법 *181*
- 단원정리문제 *183*

17 정신보건 — 185

1. 정신건강의 개념 *186*
2. 정신장애의 원인과 기전 *186*
3. 정신 질환 *187*
4. 정신보건 관리 목표 *188*
- 단원정리문제 *189*

18 보건통계 — 191

1. 보건통계의 개념 *192*
2. 통계자료의 정리 방법 *192*
3. 인구통계 *193*
4. 질병통계 *194*
- 단원정리문제 *195*

19 사고와 응급처치 — 199

1. 응급의료와 응급처치 *200*
2. 인공호흡법 *200*
3. 지혈 및 손상 보호법 *201*
4. 쇼크 예방법 *201*
5. 화상 및 골절 응급처치 *202*
- 단원정리문제 *203*

참고문헌 *204*
인덱스 *205*

Chapter 1
공중보건 총론

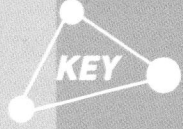

- 건강과 공중보건학의 총체적인 이론을 다룬 chapter입니다.
- 개념에 대한 정확한 이해와 암기가 중요합니다. 이번 chapter에서는 건강의 정의와 개념, 질병의 발생 과정, 공중보건학의 목표와 역사적 발달 과정에 대하여 알아보도록 하겠습니다.

꼭! 알 아 두 기

1. 건강의 정의와 개념의 변천
2. 질병의 3요소
3. 질병의 발생 과정과 예방 방법
4. 공중보건학의 정의 및 목표
5. 공중보건 수준 평가 지표
6. 알마아타 선언
7. 공중보건학의 역사적 발달 과정과 각 시대의 특징

CHAPTER 01 공중보건 총론

1 공중보건학의 학문적 성격

1 공중보건학의 성격
(1) 특정 개인이 아닌 지역주민 또는 국민 전체의 건강을 추구하는 학문
(2) 연구 단위도 개개인이 아니라 지역사회 전체 주민 또는 국민 전체가 하나의 단위가 되어야 함.
(3) 실용성을 추구하는 학문의 성격

2 공중보건학의 연구 목표
(1) 건강 유지와 증진
(2) 신체적, 정신적 효율 증진
(3) 질병의 예방과 관리 방법을 연구

2 건강과 질병

1 건강의 개념(1948, 세계보건기구(WHO))
- "Health is complete state of physical, mental and social well-being and not merely the absence of disease or infirmity"
    → 건강이란 단순히 질병이 없고 허약하지 않은 상태만을 의미하는 것이 아니라 신체적, 정신적, 사회적으로 완전히 안녕한 상태를 의미한다고 정의

  * Claude Bernard (프랑스, 1859) : 건강이란 외부 환경의 변화에도 내부 환경의 항상성이 유지되는 상태
  * Talcott Parson (미국의 사회학자) : 건강이란 각 개인이 사회적인 역할과 임무를 효과적으로 수행할 수 있는 최적의 상태
  * Walsh (미국, cornell 대학 교수) : 건강이란 그 자신이 특수한 환경 속에서 효과적으로 그 기능을 발휘할 수 있는 능력

2 건강 개념의 변천
(1) 19세기경 : 신체 개념적 건강을 강조
(2) 19세기 중엽 이후 : 정신 건강과 신체 건강
(3) 20세기 중반 이후 : 정신, 신체 개념의 건강은 물론 생활 개념의 건강

3 질병
- 우리 몸의 조직 또는 기관에 이상이 생겨 정상적인 생리 기능을 하지 못하는 상태를 의미

(1) 병인
① 생물학적 요인(연령, 성, 종족, 면역)
② 형태적 요인(생활 습관, 직업, 개인 위생, 취미 생활, 문화적 형태)
③ 체질적 요인(선천적 · 후천적 저항력, 건강 상태, 영양 상태)

(2) 숙주
① 외계에서 생존 및 생식 능력
② 숙주로의 침입 및 감염 능력
③ 질병을 일으키는 능력
④ 전파의 난이성

(3) 환경
① 물리적 환경(지리적, 지질학적, 기상학적 측면)
② 생물학적 환경(자연자원, 생물 병원체, 병원소, 매개체)
③ 사회 · 경제적 환경(인구 밀도, 경제 · 교육 수준, 사회적 · 정치적 체계, 보건의료 체계, 보건의식 수준)

* 병인, 숙주, 환경의 상호 작용이 균형을 유지 → 건강
* 인간의 연령, 영양 상태, 생활 습관 등과 병인(병원체) 간의 균형이 깨어짐 → 질병

4 질병 발생 과정과 예방
- Leavell & Clark의 질병의 자연사와 예방

(1) 질병의 자연사
① 제 1단계(비병원성기)
   - 병에 걸리지 않은 시기, 적극적 예방 단계(환경 위생 개선, 건강 증진)
② 제 2단계(초기 병원성기)
   - 소극적 예방 단계(특수 예방이나 예방접종 실시, 해당 질병 발생의 위험이 발생하지 않도록 함)
③ 제 3단계(불현성 감염기)
   - 감염되었으나 증상이 나타나지 않은 시기, 조기 진단 및 치료
④ 제 4단계(발현성 질환기)
   - 감염되어 증상이 나타남. 질병의 악화를 막고 장애를 예방하는 시기
⑤ 제 5단계(회복기)
   - 회복 또는 불구 및 사망에 이르게 되는 시기, 후유증 감소, 잔여 기능 최대화, 사회 생활에 복귀할 수 있도록 도와주는 단계

(2) 질병 예방
① 1차 보건의료(비병원성기, 초기 병원성기)
   a. 적극적인 예방 활동과 예방접종 등의 소극적 예방 활동이 수행되는 시기
   b. 일반적인 질병치료사업, 풍토병 관리사업, 영양개선사업, 모자보건사업, 예방접종사업, 식수사업 등

② 2차 보건의료(불현성 감염기, 발현성 질환기)
  a. 정기검진을 통해 질병의 조기 진단 및 치료 가능, 발병 시 적절한 진단과 치료
  b. 주로 응급 처치를 요하는 질병이나 급성 질환의 관리사업, 병원에 입원 치료를 받아야 하는 환자 관리사업
③ 3차 보건의료(회복기)
  a. 질병의 결과로서 무능력을 예방하고 회복 및 재활을 통한 사회생활로의 조속한 복귀
  b. 재활을 요하는 환자, 노인의 간호 등 장기요양이나 만성 질환자의 관리 사업 등으로 나뉨.

질병의 자연사	예방 대책	예방 단계
1단계 : 비병원성기	• 적극적 예방 - 환경 위생 개선 - 건강 증진	1차 예방 [예방의학 및 보건과학]
2단계 : 초기 병원성기	• 소극적 예방 - 특수 예방 - 예방접종 - 질병의 위험 발생 방지	
3단계 : 불현성 감염기	- 조기 진단 - 집단 검진	2차 예방 [치료의학]
4단계 : 발현성 질환기	- 질병의 악화 방지 - 장애 예방	
5단계 : 회복기	- 후유증 감소 - 잔여 기능 최대화 - 사회생활 복귀	3차 예방 [재활의학]

3 공중보건학의 개념

1 공중보건학의 정의 (E.A. Winslow)

- "공중보건학은 조직적인 지역사회의 공동노력을 통하여 질병을 예방하고 생명을 연장시키며, 신체적, 정신적 효율을 증진시키는 기술이며 과학이다" 라고 정의

목적 달성을 위한 노력

- 환경 위생 개선
- 감염병 관리
- 개인 위생 교육
- 질병의 조기 진단과 치료를 위한 의료 및 간호서비스 조직화
- 사회적 제도의 발전

4 공중보건 수준의 평가

1 지역보건 수준 평가 지표

- 한 국가나 지역사회의 건강 수준을 나타내는 지표
- 영아 사망률은 국가나 지역사회의 국민 보건 상태를 나타내는 중요한 척도로 사용됨.

(1) 평가의 3대 지표 (국가 간이나 지역사회 간의 보건 수준을 비교)
  ① 평균 수명 : 0세의 평균 여명을 의미하는 것
  ② 비례사망 지수 : 일 년 동안의 전체 사망자 수에 대한 같은 해 일어난 50세 이상의 사망자 수를 표시한 것
  ③ 영아 사망률 : 출생 1,000명에 대한 생후 1년 미만의 사망 영아수

(2) 영아 사망률이 국가나 지역사회의 국민보건 상태를 나타내는 중요한 척도로 사용되는 이유
  ① 영아는 1세 미만, 즉 첫돌이 되기 전까지로서 이 기간의 영아는 어른에 비해 주변 환경에 민감하므로 그 나라의 국민보건 상태를 나타내는 중요한 척도로 사용됨.
  ② 조사망률은 연령 구성비에 따라 영향을 받을 수 있으나, 영아 사망률은 일정한 연령군에 따른 것이기 때문에 영향을 받지 않음.
  ③ 영아 사망의 원인은 그 나라의 보건 수준에 따라 다르며, 일반적으로 건강 수준을 나타내기 때문

2 WHO의 보건 수준 평가 지표

- 한 나라의 건강 수준을 표시하여 다른 나라와 비교할 수 있는 평가 지표

(1) 3대 종합 건강 지표 (나라 간 비교)
  ① 평균 수명
  ② 비례사망 지수
  ③ 조사망률(보통 사망률) : 특정 년도의 인구 중 같은 해의 총 사망자 수를 나타내는 것

알마아타 선언 내용

- 과학적 방법으로 지역사회가 수용할 수 있어야 한다.
- 주민의 적극적인 참여 속에 개개인이나 가족 단위의 모든 주민이 쉽게 이용할 수 있어야 한다.
- 국가나 지역사회가 재정적으로 부담이 가능한 방법이어야 한다.
- 국가의 보건의료 체계 상 핵심으로서 지역사회 개발 정책의 일환으로 유지되어야 한다.
- 국가의 보건의료 활동은 최말단부까지 전달될 수 있어야 하고, 말단 부락이 일차 보건의료의 핵심이 되어야 한다.
- 일차 보건의료는 질병의 치료나 예방 활동은 물론 신체적, 정신적 건강 증진과 사회적 안녕 및 생활의 질적 향상을 실현할 수 있어야 한다.

5 건강 증진

(1) 1974년 캐나다 라론드 보고서 : 건강 증진 개념이 대두된 최초의 배경
(2) "건강 증진은 질병과 대비되는 이상적인 상태 즉, 건강 상태를 전제로 이것을 더 한층 증진시키는 의미"로 정의
(3) 1978년 WHO는 소련의 알마아타에서 치료 중심의 의료에서 예방을 강조하는 1차 보건의료 개념을 제창한 알마아타 선언을 채택

6 공중보건의 역사적 발달 과정

1 고대기(기원 전 ~ 서기 500년)
(1) 히포크라테스 : 장기설, 4액체설(혈액 · 점액 · 황담즙 · 흑담즙)
(2) 갈레누스 : Hygiene(위생) 단어 사용

2 중세기(500 ~ 1500년)
(1) 감염병 유행(나병, 흑사병)
(2) 최초의 검역제도
(3) 각종 감염병의 예방과 환경위생 감시 등을 위한 행정기구 설치
(4) 방역의사, 빈민구제의사, 경찰의, 감정의 등 활동

3 여명기(요람기 : 근세, 1500 ~ 1850년)
(1) 산업혁명으로 근대 공중보건의 발전 시작
(2) Fracastro : 최초로 감염병을 이론화함.
(3) Vesalium : 해부학
(4) Harvey : 혈액 순환의 발견
(5) Leeuwen Hook : 200배 확대 현미경 발견, 미생물의 존재를 밝힘.
(6) Ramazzini : 직업병에 관한 저서 출간(직업인의 질병)
(7) J.P. Frank : 최초의 보건학 저서
(8) Chadwick : 열병환자 조사 → 영국 노동 인구의 위생 상태에 관한 보고서 작성
　　　　　　　　　　　→ 도시 빈민지역 생활 환경을 조사하기 위한 특별위원회 구성
(9) 1848년 세계 최초 공중보건법 제정

4 확립기(근대, 1850 ~ 1900년)

(1) 영국에서 중앙보건위원회가 설립됨.
(2) John Snow : 콜레라 역학조사 보고서 발표 → 콜레라균 발견
(3) Pettenkofer : 위생학 교실 창립
(4) Pasteur, Koch : 병원균 발견, 미생물설 주장

5 발전기(1900 ~ 현재)

(1) 1920년 : Winslow는 공중보건의 정의를 발표함.
(2) 1948년 : 세계보건기구(WHO)가 창립
(3) 1972년 : 인간 환경 선언(스웨덴 스톡홀름, 국제 인간 환경회의, The only one earth)
(4) 1978년 : 소련의 알마아타, 세계보건기구와 유엔 국제 아동기금과 공동 주최 → 일차 보건의료회의 개최 → 2000년까지 모든 인류가 건강의 유지와 증진을 위해 일차 보건의료의 혜택을 받을 수 있도록 세계 각국이 노력할 것을 결의

단원정리문제

01 건강의 유지 조건으로 항상성을 주장한 사람은?

① Galenus ② Jenner
③ Claude Bernard ④ John Snow
⑤ Pettenkofer

02 건강을 "각 개인이 사회적인 역할과 임무를 효과적으로 수행할 수 있는 최적의 상태"로 정의함으로써 생활 개념의 건강을 강조한 인물은?

① Benjamin Disraeli ② Talcott Parson
③ Claude Bernard ④ John Snow
⑤ Edwin Chadwick

03 의학의 한 분야로 사람의 건강을 증진시키고 질병 예방을 추구하는 학문은?

① 가족의학 ② 임상의학
③ 산업의학 ④ 정신의학
⑤ 사회의학

단원정리문제 해설

▶ - Galenus : Hygiene(위생)이라는 단어 사용
- Jenner : 종두법
- John Snow : 콜레라 역학조사 보고서 발표
- Pettenkofer : 위생학 교실 창립

▶ 미국의 사회학자 Talcott Parson은 건강을 "각 개인이 사회적인 역할과 임무를 효과적으로 수행할 수 있는 최적의 상태"로 정의함으로써 생활 개념의 건강을 강조하였다.

▶ - 기초의학 : 생명현상이나 질병의 본체에 대해서 연구한다. 여기에는 해부학, 생화학, 병리학, 세균학, 혈청학, 인류유전학, 약리학 등이 포함.
- 임상의학 : 질병을 진단, 치료하고 그 연구를 수행한다. 내과, 정신과, 외과, 정형외과, 구강외과, 안과, 이비인후과, 피부과, 비뇨기과, 산부인과, 방사선과 등의 분야로 나뉜다.
- 사회의학 : 질병 예방, 체력 증진 등 사회적인 복지를 의학 면에서 추구

정답 : 1_③ 2_② 3_⑤

04 다음 중 질병의 1차적인 예방 활동으로 볼 수 있는 것은?

가. 보건교육을 통한 지식 함양	나. 환경 위생의 개선
다. 균형 있는 영양 섭취	라. 질병의 조기 발견

① 가, 나, 다 ② 가, 다 ③ 나, 라
④ 라 ⑤ 가, 나, 다, 라

05 지역사회의 국민보건 상태를 나타내는 중요한 척도로 사용되는 것은?

① 비례사망 지수 ② 평균 수명
③ 사인별 사망률 ④ 모성 사망률
⑤ 영아 사망률

06 Winslow가 공중보건의 목적 달성을 위한 노력으로 주장한 내용으로 맞는 것은?

가. 환경 위생 개선	나. 사회적 제도의 발전
다. 감염병 관리	라. 개인 위생 교육

① 가, 나, 다 ② 가, 다 ③ 나, 라
④ 라 ⑤ 가, 나, 다, 라

07 WHO에서 말하는 건강의 개념으로 맞지 않는 것은?

① 신체적 건강 ② 정신적 건강
③ 사회적 안녕 ④ 가족의 건강
⑤ 마음의 건강

단원정리 문제 해설

▶ 질병의 1차적인 예방 활동은 신체적 또는 정신적으로 최대의 기능을 발휘할 수 있도록 하는 것이 주요 내용으로 환자나 장애인보다는 건강한 사회구성원에게 적용되는 개념이다. 질병의 조기 발견 및 치료는 2차적인 예방 활동이다.

▶ 영아 사망률은 국가나 지역 사회의 국민보건 상태를 나타내는 중요한 척도로 사용됨.

▶ E.A. Winslow "공중보건학은 조직적인 지역사회의 공동 노력을 통하여 질병을 예방하고 생명을 연장시키며, 신체적, 정신적 효율을 증진시키는 기술이며 과학이다"라고 정의
▶ 목적 달성을 위한 노력
  - 환경 위생 개선
  - 감염병 관리
  - 개인 위생 교육
  - 질병의 조기 진단과 치료를 위한 의료 및 간호서비스 조직화
  - 사회적 제도의 발전

▶ 건강이란 단순히 질병이 없고 허약하지 않은 상태만을 의미하는 것이 아니라 신체적, 정신적, 사회적으로 완전히 안녕한 상태를 의미한다고 정의(99년 WHO 총회에서는 영적인 측면의 건강 개념 추가)

정답 : 4_① 5_⑤ 6_⑤ 7_④

08 영아 사망률이 국민보건 상태를 나타내는 척도로 사용되는 이유는?

> 가. 영아는 어른에 비해 주변 환경에 민감.
> 나. 영아 사망률은 일정한 연령군에 따른 것임.
> 다. 영아 사망의 원인은 그 나라의 보건 수준에 따라 다름.
> 라. 영아 사망은 연령 구성비에 따라 영향을 받을 수 있음.

① 가, 나, 다 ② 가, 다 ③ 나, 라
④ 라 ⑤ 가, 나, 다, 라

▶ 조사망률은 연령 구성비에 따라 영향을 받을 수 있으나, 영아 사망률은 일정한 연령군에 따른 것이기 때문에 영향을 받지 않음.

09 다음 중 "Health for all by the year 2000" 이라는 구호와 관련 있는 것은?

① 국제연합헌장 ② 세계보건기구헌장
③ 리우 선언 ④ 스톡홀름 선언
⑤ 알마아타 선언

▶ 알마아타 선언
- 2000년까지 모든 인류가 건강의 유지와 증진을 위해 일차 보건의료의 혜택을 받을 수 있도록 세계 각국이 노력할 것을 결의

10 알마아타 선언 내용 중 틀린 것은?

① 과학적 방법으로 지역사회가 수용할 수 있어야 한다.
② 주민의 적극적인 참여 속에 개개인이나 가족 단위의 모든 주민이 쉽게 이용할 수 있어야 한다.
③ 국가나 지역사회가 재정적으로 부담이 가능한 방법이어야 한다.
④ 국가의 보건의료 체계 상 핵심으로서 지역사회 개발정책의 일환으로 유지되어야 한다.
⑤ 국가의 보건의료 활동은 중앙 체제를 중심으로 하여 모든 지역사회가 획일화 되어야 한다.

▶ 국가의 보건의료 활동은 최말단부까지 전달될 수 있어야 하고, 말단 부락이 일차 보건의료의 핵심이 되어야 한다.

정답 : 8_① 9_⑤ 10_⑤

11 공중보건의 발달 과정으로 맞는 것은?

① 고대기 - 중세기 - 여명기 - 발전기 - 확립기
② 고대기 - 중세기 - 여명기 - 확립기 - 발전기
③ 고대기 - 여명기 - 중세기 - 확립기 - 발전기
④ 여명기 - 고대기 - 중세기 - 확립기 - 발전기
⑤ 여명기 - 중세기 - 고대기 - 발전기 - 확립기

▶ 공중보건의 역사적 발달 과정
 - 고대기→중세기→여명기→확립기→발전기

12 다음 중 공중보건학의 발전에 기여한 인물들의 설명이 맞게 된 것은?

> 가. Max Von Pettenkofer - 뮌헨대학 위생학 교실 창립
> 나. Edward Jenner - 우두 종두법 발견
> 다. Bernard Ramazzini - 직업병에 관한 저서 발간
> 라. John Snow - 미생물의 현미경 관찰

① 가, 나, 다   ② 가, 다   ③ 나, 라
④ 라   ⑤ 가, 나, 다, 라

▶ - John Snow : 콜레라 역학조사 보고서 발표 → 콜레라균 발견
 - Leeuwen Hook : 200배 확대 현미경 발견, 미생물의 존재를 밝힘.

13 공중보건의 발전사에 따른 주요 내용이 잘못 연결된 것은?

① 고대기 - 장기설, 4액체설
② 중세기 - 최초의 검역제도
③ 여명기 - 산업혁명, 위생행정 저술
④ 확립기 - 최초의 공중보건법 제정
⑤ 발전기 - WHO 설립, 보건소 보급

▶ 여명기(1500~1850)는 산업혁명이 일어나 공중보건 사상이 싹튼 시기로 1848년에 최초의 공중보건법이 제정되었다.

정답 : 11_② 12_① 13_④

14 최초로 검역법이 제정되어 검역소가 설치 및 운영되었던 곳은?

① 마르세이유   ② 베니스
③ 파리   ④ 뮌헨
⑤ 런던

▶ 검역법은 1383년 프랑스 마르세이유에서 최초로 제정되어 검역소가 설치되고 운영되었다.

15 질병 발생 기전의 설명으로 맞는 것은?

① 질병은 숙주, 병원체, 환경의 상호작용에 의해 결정된다.
② 질병은 숙주의 면역 능력이 저하될 때에만 발생한다.
③ 질병은 숙주가 육체적·정신적으로 건강하기만 하면 발생하지 않는다.
④ 질병은 환경 요인에 의해서만 발생한다.
⑤ 질병 발생에서 병원체 요인은 다른 요인에 비해 크게 작용하지 않는다.

▶ 건강과 질병은 병원체, 숙주, 환경의 상호작용에 의해 결정된다.

16 Leavell과 Clark 교수가 주장한 질병 예방 활동에서 3차적 예방 단계에 속하는 것으로 맞는 것은?

| 가. 환경 위생 개선 | 나. 보건교육 |
| 다. 감염병 예방 | 라. 수술 후 환자의 재활 |

① 가, 나, 다   ② 가, 다   ③ 나, 라
④ 라   ⑤ 가, 나, 다, 라

▶ Leavell과 Clark 교수가 주장한 질병 예방 활동의 3단계
- 1차적 예방 : 질병 발생 억제 단계 → 생활개선(환경위생), 건강증진, 특수예방, 예방접종
- 2차적 예방 : 조기 발견(진단)과 조기 치료 단계
- 3차적 예방 : 재활 및 사회 복귀 단계

정답 : 14_① 15_① 16_④

17 WHO에서 제시한 국가 간의 보건 수준 평가 3대 건강 지표들로 맞는 것은?

① 평균 수명, 질병 이환율, 비례사망 지수
② 평균 수명, 조(보통) 사망률, 비례사망 지수
③ 평균 수명, 조(보통) 사망률, 영아 사망률
④ 평균 수명, 조(보통) 사망률, 질병 이환율
⑤ 평균 수명, 영아 사망률, 비례사망 지수

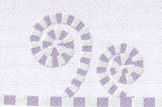 단원정리 문제 해설

▶ WHO의 건강 지표
 - 평균 수명, 조사망률, 비례사망 지수

18 포괄적 보건의료의 개념에서 2차 예방 활동의 의미는?

① 생활환경 개선 활동
② 질병의 조기발견 및 조기치료
③ 재활 및 사회생활 복귀 지도
④ 안전관리 및 예방접종 활동
⑤ 건강증진 활동

▶ ①, ④, ⑤ : 1차 예방
 ② : 2차 예방
 ③ : 3차 예방

19 만성 퇴행성 질환의 예방과 관련하여 맞는 것은?

① 1차 예방의 내용은 환경적 위험 요인에 국한된다.
② 발생 기전이 불명확하므로 1차 예방이 불가능하다.
③ 1차 예방은 개인의 생활 습관을 변화시키는데 중점을 둔다.
④ 2차 예방은 질병의 위험 요인을 제거하는 것이다.
⑤ 2차 예방이 대다수의 만성 퇴행성 질환에서 우선적인 예방 방법이다.

▶ ① : 1차 예방은 생활 양식과 식이를 건강하게 유지하고 건강한 환경을 조성하는 것임.
 ② : 건강을 증진하여 1차 예방이 가능함.
 ④ : 2차 예방 → 1차 예방
 ⑤ : 2차 예방 → 3차 예방

정답 : 17_② 18_② 19_③

Chapter 01 공중보건 총론 | 25

20 다음 중 질병 관리 체계 중 병원성 이전기에 해당하는 것은?

> 가. 금연
> 나. B형 간염 예방접종
> 다. 운동
> 라. 정기 건강검진

① 가, 나, 다　　② 가, 다　　③ 나, 라
④ 라　　　　　 ⑤ 가, 나, 다, 라

▶ - 초기 병원성기까지 병원성 이전기이고, 그 이후는 병원성기에 포함됨.
- 비병원성기 : 생활 조건 개선, 보건교육, 영양
- 초기 병원성기 : 예방접종, 환경관리, 안전관리, 감염병 예방
- 정기 건강검진은 불현성 감염기에 해당함.

정답 : 20_①

Chapter 2

환경 위생

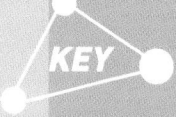

- 환경이란 각종 생물 주체를 둘러싸고 있는 유형, 무형의 개체라 할 수 있는데, 환경위생학은 인간을 주체로 한 각종 환경과 인간과의 관계를 연구하여 인간의 건강을 추구해 가는 학문이라 할 수 있습니다.
- 이번 chapter에서는 공기의 변화 인자, 온열 조건, 수질검사 기준, 상·하수 처리 방법, 소독 방법과 소독약들에 대하여 알아보도록 하겠습니다.

꼭! 알 아 두 기

1. 기후의 3요소와 4대 온열인자
2. 각각의 온도계 특성
3. 기류의 분류 (무풍, 불감기류… 등)
4. 상수의 6단계 정수 과정
5. 검사 항목별 검사 기준 및 의미
6. 완속사 여과법과 급속사 여과법의 비교
7. 호기성 처리와 혐기성 처리의 종류와 특징
8. 실내의 적정 온도와 조명
9. 소독 방법들과 특징
10. 소독약의 종류와 특징

CHAPTER 02 환경 위생

1 환경 위생

1 환경 위생의 정의
- 인간의 신체 발육과 건강 및 생존에 유해한 영향을 미치거나, 미칠 가능성이 있는 인간의 물질적인 생활 환경(대기, 수질, 토양, 소음, 진동 등)에 있어서 모든 인자를 통제하는 것

2 환경 위생의 분류

(1) 자연 환경
① 이화학적 환경 : 공기, 물, 토양, 광선, 소리, 대기오염, 수질오염, 폐기물 등
② 생물학적 환경 : 동물, 위생곤충, 각종 병원미생물 등

(2) 사회 환경
① 인위적 환경 : 식생활, 의복, 주택, 위생 시설, 산업 시설 등
② 사회(문화)적 환경 : 정치, 경제, 종교, 교육, 사회, 문화 등

2 기후와 온열 환경

1 기후의 3요소와 기단
- 기후 : 매년 반복되는 대기 현상의 종합된 평균 상태
- 기상 : 대기 중에서 일어나는 물리적 자연 환경
- 일기 : 하루 동안의 기상현상을 종합한 것

(1) 기후의 3대 요소
① 기온　　② 기습　　③ 기류

(2) 기단
① 대륙성 기후 : 일교차 크고, 여름은 고온저기압, 겨울은 맑은 날이 많은 것이 특징
② 해양성 기후 : 기온 변화가 육지보다 적고 완만하며, 고습다우성
③ 사막 기후 : 대륙성 기후의 극단 기후 특성

④ 산악 기후 : 풍량이 많으며, 자외선과 오존량이 많은 것이 특징
⑤ 산림 기후 : 온화하고 온도 교차가 적으며, 습도가 비교적 높은 것이 특징

(3) 순응
① 대상적 순응 : 새로운 환경 조건에 대해 세포나 기관이 적응하는 현상
② 자극적 순응 : 환경 자극에 의해 저하되었던 기능이 회복됨으로써 순응하는 현상
③ 수동적 순응 : 약한 개체가 최적의 기후를 찾아서 순응해 가는 현상

3 대기 환경

1 공기

- 질소 78.09%, 산소 20.95%, 아르곤 0.93%, 이산화탄소 0.03%

(1) 산소(O_2)
① 1회 호흡 시 4~5% 산소 소비
② 성인 1인당 1일 필요한 공기량 : 약 13kl(12~14kl)
③ 성인 1인당 1일 필요한 산소량 : 약 600~700L
④ 대기 중의 산소의 변동 범위 : 약 21%(15~27%)
  a. 산소 농도 10% 이하 : 호흡곤란
  b. 산소 농도 7% 이하 : 질식
  c. 산소 농도 4% 이하 : 1분 이내 사망
⑤ 저산소증 : 11~12% 이하(근육통, 관절, 이명)
⑥ 산소 중독 : 고기압 하에서 55%이상 고농도 산소 상태
  a. 5기압하의 산소 100% : 산소 중독의 원인
  b. 4기압하의 산소 100% : 30분 정도 유지
  c. 3기압하의 산소 100% : 3시간

(2) 질소(N_2)
① 고압 상태에서 잠함병(잠수병)의 원인이 됨.
② 이상 기압(0.7기압 이하), 이상 고압(1기압 초과)

(3) 이산화탄소(CO_2)
① 무색·무취의 가스로 약산성이며, 소화제, 청량음료 등에 사용
② 물체의 연소, 발효, 부패, 호흡작용 등에 의해 배출 → 식물의 탄소동화작용으로 순환되어 일정한 농도 유지
③ 실내공기 오염도의 측정 기준(7% 초과 시 호흡곤란, 10% 초과 시 질식사)
  a. 실내공기 오염의 지표
  b. 오염 허용 기준 : 1시간 평균치 0.1%(1,000ppm)

　　　　c. 온실 효과를 유발하는 가스
　　　　d. 1시간 동안 약 20~22L 배출
　(4) 일산화탄소(CO)
　　① 무색·무취, 무자극성 가스, 공기보다 가벼운 기체
　　② 탄소 성분의 불완전 연소로 발생, 자동차의 배기 가스에서 다량 배출
　　③ 헤모글로빈(Hb)과 결합하여 CO-Hb를 형성
　　④ 친화력은 산소보다 200~300배 강함.
　　⑤ 오염 허용 기준 : 10ppm/1시간(실내 기준), 25ppm/1시간(실내 주차장) 이하
　　⑥ CO 중독 시 중추신경계의 장애를 유발함.
　　⑦ 치료 : 고압 산소에 의한 CO와 Hb의 해리를 촉진하기 위해 고압 산소요법 사용
　(5) 오존(O_3)
　　① 탈취, 탈색, 살균 효과를 가진 자극성 가스
　　② 대기 중 허용 농도 : 0.1ppm
　　③ 오존층 : 지상 24~48km으로 자외선을 차단하여 생육 보호
　　④ 오존층의 O_3 함량 : 10ppm(지상 25km 지역에서 오존 밀도 최대)
　　⑤ 오존층 파괴 : CFC(염화불화탄소 ; 프레온 가스) 스프레이, 에어컨 냉매물질 등 → 지구 온도 상승

2 온열 환경

- 기후 요소 중 기온, 기류, 습도(기습), 복사열은 4대 온열인자 또는 온열 요소라 함.
- 4대 온열인자에 의해 이루어진 종합적인 상태를 온열 조건이라 함.

(1) 기온
　① 의미
　　a. 온열 조건 중에서 가장 중요한 인자
　　b. 인간의 호흡선 위치인 지상 1.5m 또는 백엽상에서 측정한 건구 온도를 말함.
　　c. $C°$ (섭씨), $F°$ (화씨)
　② 기온의 측정
　　a. 측정 목적에 따라 위치, 시기, 기구 등을 고려해야 함.
　　b. 복사열을 피하기 위해서 백엽상을 이용, 수은 온도계 사용
　　c. 이상 저온 → 알코올 온도계, 측정 장소의 접근이 어려움 → 전기 온도계를 사용함.
　　d. 기온 측정 시간 : 수은 온도계(2분), 알코올 온도계(3분)
　③ 대류권의 온도
　　- 지상 100m마다 1°C 낮아짐.
　④ 적정 온도
　　- 실내 온도는 18±2C°, 침실 온도 15±1C°, 병실 온도 21±2C°

⑤ 일교차
  a. 하루 중 최저 온도(일출 30분 전), 최고 온도(오후 2시경)의 차이를 말함.
  b. 해양·해안에서는 일교차가 적고, 대륙에서는 일교차가 큼.
  c. 구릉·산 등에서는 일교차가 적고, 계곡·분지에서는 일교차가 큼.
⑥ 온도계의 종류
  a. 백엽상
  b. 아스만 통풍 온·습도계
  c. 자기 온도계

(2) 습도
  - 일정한 온도의 공기 중에 포함 될 수 있는 수분량
  ① 절대 습도
    a. 절대 습도 : 공기의 1m³ 중에 함유한 수증기량을 말함.
    b. 포화 습도 : 일정 온도에서 일정량의 공기가 함유할 수 있는 최대 수증기량
    c. 상대 습도(비교 습도) = $\frac{절대\ 습도}{상대\ 습도} \times 100$
    d. 포차 = 포화 습도 − 절대 습도
    e. 최적 습도 : 40~70%
  ② 습도 측정기의 종류
    - 건습계, 아스만 통풍 온·습도계, 자기 습도계, 모발 습도계

(3) 기류
  - 공기의 흐름(바람), 기압의 차와 기온의 차이에 의해서 형성됨.
  ① 기류 분류
    a. 무풍 0.1m/sec
    b. 불감 기류 0.5m/sec
    c. 쾌적 기류 1m/sec
  ② 기류 측정기의 종류
    - 카타 온도계, 풍차 온도계, 회전형

(4) 복사열
  ① 태양, 난로 등의 발열체로부터 복사열이 발생하여 그 주위에 있을 경우 실제 온도계에 나타나는 온도보다 더 큰 온감을 느낄 수 있음.
  ② 발열체로부터 제곱에 비례해서 온도가 감소
  ③ 흑구 온도계

3 온열 지수

(1) 쾌감대

① 무풍 안정 시 보통의 착의 상태에서 쾌감을 느끼는 기후 범위
   (건강 상태, 기류, 의복의 착용 상태, 활동 등 여러 가지 여건에 따라 다르게 느낌)

② 성인이 적당한 착의 상태에서 가장 쾌감을 느낄 수 있는 조건 : 온도 18±2°, 습도 40~70%

(2) 감각 온도(체감 온도 = 실효 온도)

① 온도, 기류, 습도 3인자에 의해 이루어지는 체감을 감각 온도라고 함.

② 피복, 계절, 성별, 연령별 등에 따라 변함.

③ 겨울철의 최적 감각 온도 66°F, 여름철 최적 감각 온도 71°F

(3) 최적 온도(지적 온도 = 쾌적 온도)

(4) 냉각력

- 기온, 기습이 낮고 기류가 클 때 인체의 체열 발산량이 증대, 이 때 열을 뺏는 힘

(5) 등온 지수(등가 온도)

① 기습이 100%이고 무풍이며, 주위의 물체 표면 온도가 기온과 동일한 t°F일 때의 온도

② 지적 등온 지수는 60.9°F(52.9~66.8°F)

(6) 불쾌지수(DI ; Dicomfortable Index)

① 날씨에 따라 습도와 온도의 영향에 의하여 인간이 느끼는 불쾌감을 숫자로 표시한 것

② 기류 및 복사열 등은 고려되어 있지 않음(주로 여름철 시내 무더위 기준으로 사용).

③ 불쾌지수 = (건구 온도 + 습구 온도)°C × 0.72 + 40.6
       = (건구 온도 + 습구 온도)°F × 0.4 + 15

불쾌지수	불쾌감 정도
65 ≦	모든 사람이 쾌적함을 느낌
70 =	10% 정도의 사람이 불쾌감을 느낌
75 ≧	50% 정도의 사람이 불쾌감을 느낌
80 ≦	거의 모든 (100%) 사람이 느낌
85 ≧	견딜 수 없는 상태에 이름

(7) 온열 평가 지수(WBGT ; Wet Bulb-Globe Temperature Index)

- 2차 대전 당시 열대 지방에서 작전하는 미군 병사들에 대한 고온장애를 방지하기 위해 고안

4 기압

(1) 측정 목적

- 환경 위생 상 직접적인 의의보다 기온, 탄산 가스, 증기, 먼지 등 측정 시 가검공기의 용적을 표준 상태로 환산하는 데 필요한 계수

(2) 측정 기기
- 수은 측정계, 아네로이드 기압계

(3) 기압과 질병
① 이상 저기압 : 항공병, 고산병
② 이상 고기압 : 잠함병(체액 및 지방조직에 N_2 기포 증가)

5 일광

- 태양은 에너지를 발산하면서 지구 표면에 도달하는 것을 복사선이라 하며, 전리복사선과 비전리복사선으로 분류되고, 비전리복사선은 자외선, 가시광선, 적외선으로 분류함.

(1) 자외선(냉선 화학선 : UV)
① 범위 : 파장 2,000 ~ 4,000 Å (200~400nm)
② 오존층에서는 240~290nm의 파장이 흡수되기 때문에 대류권에 미치는 파장은 290nm 이상
③ 살균력이 강한 선 : 2,400 ~ 2,900 Å (240~290nm)
④ 도노라 선(건강선 : 생명선) : 2,800 ~ 3,200 Å (280~320nm)
⑤ 오존층에서 자외선을 흡수하는 범위 : 200 ~ 290nm
⑥ 자외선의 인체에 대한 작용
   a. 장애 작용 : 피부의 홍반 및 색소 침착, 수포 형성, 피부박리, 결막염, 피부암, 백내장 등
   b. 긍정적 작용 : 살균 작용, 체내 비타민 D 형성(구룻병, 뼈연화증 예방), 피부병 · 피부결핵 치료 등

(2) 가시광선(VR)
① 범위 : 파장 4,000 ~ 7,700 Å (400~770nm)
② 가장 강한 빛을 느끼는 파장 : 550nm
③ 물체 식별에 가장 적당한 조도 : 100 ~ 1,000 Lux
④ 조도로 인한 장애
   a. 조도가 지나치게 강하면 시력장애와 암순응 능력이 저하
   b. 조도가 낮으면 시력 저하, 안정 피로의 원인, 작업 능률의 저하와 안구진탕증을 일으킴.

(3) 적외선(열선, IR)
① 범위 : 파장 7,800 ~ 30,000 Å (780nm~3,000nm)
② 적외선은 열선이므로 온실 효과를 유발
③ 인체에 미치는 영향 : 피부 온도 상승으로 혈관 확장, 피부 홍반, 화상, 암으로 진행되고 백내장, 실명 등을 일으키며, 의식상실, 경련을 동반한 열사병의 원인이 됨.

6 조도

(1) 단위 면적에 투사하는 광속의 밀도를 말함.
(2) 조도의 측정 단위 : Lux
(3) 조도의 측정 : 광전지 조도계

4 급수 위생

1 물과 환경

- 체중의 60~70% 차지하며, 생리적으로 중요한 역할
- 인체 구성량의 10%를 상실, 생리적 이상 초래
- 인체 구성량의 30%를 상실, 생명을 잃음

(1) 물의 자정 작용

① 물리적 작용 : 희석, 확산, 혼합, 여과, 침전, 흡착 등의 물리적 성질에 의해 오염물질의 농도 감소
② 화학적 작용 : 중화, 응집 외에 산화, 환원작용(주로 생물·화학적 산화, 환원작용에 의함)
③ 생물학적 작용 : 주로 호기성 미생물에 의한 유기 물질분해작용

(2) 수인성 질병

- 수인성 질병의 종류
  a. 생물학적 병원체 질환 : 장티푸스, 파라티푸스, 콜레라, 세균성 이질, 유행성 간염, 소아마비
  b. 수인성 기생충 질환 : 폐디스토마, 간디스토마, 주흡혈충병, 긴촌충, 회충, 편충, 구충
  c. 수인성 유독물질의 질환 : 적당한 불소량은 0.8~1ppm (이상 → 반상치, 이하 → 충치)
    질산성 질소를 많이 함유한 물 섭취 → 블루 베이비 발병
    수질 기준 질산성 질소 10mg/l, 질산염으로 45mg/l
    황산 마그네슘이 250mg/l 이상 함유된 물 섭취 → 설사

*밀스 레인커(Mills-Reincke) 현상 : 물의 여과 및 소독으로 인한 환자의 감소 현상

2 수질

(1) 물의 순환

- 강수, 유출, 증발의 3단계에 의한 결과

(2) 수원의 종류

① 천수
  a. 지표나 해양 등에서 증발한 수증기가 응집하여 떨어지는 것(눈, 비, 우박 등)
  b. 지상에 낙하하는 동안 공기 중의 가스, 먼지, 세균 같은 불순물이 혼합되어 오염됨.
② 지하수
  a. 지표수와 지층 사이의 토양은 대량의 오염을 방지해 주며 불순물과 세균이 없는 지하수를 이루는데 큰 역할을 함.
  b. 석회질과 기타 광물질에 대하여 우수한 용매작용을 갖게 되어 경도가 높음.
  c. 종류 : 천층수, 심층수, 복류수, 용천수

③ 지표수
  a. 우수가 지표면에 도달하여 형성되며, 가장 손쉽게 얻을 수 있으나, 가정하수와 공장폐수 등에 의해 영향을 받아 수원으로서 가치 하락
  b. 종류 : 호수, 저수지수, 하천수, 강물 등
④ 해수
  a. 해수의 주성분 : Cl^-, Na^+, SO_4^{2-}
  b. 해수의 용존 산소포화도는 담수보다 적음.

3 상수 처리

(1) 상수원
  - 상수원의 분류
  : 하천의 수질은 1~5등급으로 분류(1~3등급은 상수원지로 이용, 4~5등급은 공업용수로 이용)

(2) 상수 처리 계통도
  ① 취수 : 수원에서 필요한 양만큼의 물(원수)을 모으는 것
  ② 도수 : 수원에서 정수장까지 도수로를 통해 공급하는 것
  ③ 정수 : 수질을 요구하는 정도로 깨끗하게 하는 것
  ④ 송수 : 정수한 물을 배수지까지 보내는 것
  ⑤ 배수 : 급수될 물이 모여 있는 것
  ⑥ 급수 : 배수관에서 각 수도관으로 보내는 것

(3) 상수의 6단계 정수 과정
  폭기 : 수질을 개선하기 위해 물 속에 산소를 주입시키는 것
  ↓
  응집
  ↓
  침전(보통/약품 침전)
  ↓
  여과
  ↓
  소독(염소 소독, 오존 처리법, 클로라민법)
  ↓
  특수 정수(철, 망간의 제거/물의 연화/조류 관리/맛, 냄새의 제거)

4 먹는 물의 수질 기준

(1) 먹는 물
  - 자연 상태의 물과 자연 상태의 물을 먹는데 적합하게 처리한 수돗물, 먹는 샘물 등을 말함.

(2) 검사 항목별 검사 기준 및 의미

① 일반 세균

    a. 기준 : 1ml 중 100CFU를 넘지 아니할 것

    b. 검사 의미 : 일반세균이 인체에 직접적인 유해균이기 때문이 아니고 다른 미생물의 오염을 추측할 수 있는 오염 지표로서의 의미

② 대장균군

    a. 기준 : 100ml 중 검출되지 아니할 것

    b. 검사 의미 : 대장균 자체가 인체에 직접적인 유해균이기 깨문이 아니고 다른 병원 미생물이나 분변 오염 등을 추측할 수 있는 오염 지표로서의 의미

③ 암모니아성 질소의 검사 의미

    a. 유기물질의 오염이 얼마 되지 않은 상태의 물이라는 것을 의미

    b. 분변 오염을 의심하게 하는 오염 지표로서의 의미

④ 질산성 질소의 검사 의미

    a. 유기물의 오염이 오래된 상태의 물이라는 것을 의미

    b. 암모니아성 질소, 아 질산성 질소 및 유기성 질소와 연계되어 있음을 의미

⑤ 과망간산 칼륨

    a. 기준 : 1L당 10mg 이하

    b. 검사 의미 : 수중의 유기물을 양적 추측(높은 과망산 칼륨은 수중 유기물의 과다를 의미)

⑥ 냄새 : 이취 없을 것

⑦ 맛 : 이미 없을 것

⑧ 수소 이온 농도 : 5.8~8.5

⑨ 탁도 : 1 NTU 이하

⑩ 색도 : 5도 이하

5 하수 처리

1 물리적 처리

(1) 스크린

    - 수중에 함유되어 있는 비닐, 종이, 나뭇잎 등 부피가 비교적 큰 부유물질을 제거하기 위해 설치된 장치

(2) 침사지

    - 펌프의 손상이나 관의 누적을 방지하기 위해 모래, 자갈 등을 제거하는 장치

(3) 침전지

    - 중력을 이용하여 큰 부유물질을 침전시키는 것으로서 스토크(stocke's)의 법칙이 적용

(4) 부상
　① 폐수 내에 물보다 가벼운 부상 물질이 많은 경우에 사용
　② 침전법과 반대의 개념
　③ 부유물의 비중이 물보다 작은 것이나 혹은 부유물에 미세한 기포를 부착시켜 부유물의 비중을 작게 하여 물의 표면에 부상시켜 분리하는 방법

2 생물학적 처리

- 폐수 또는 하수 내 존재하는 오염물질 중 생물에 의해 분해 가능한 용해성 유기물을 미생물을 이용하여 제거하는 방법

(1) 호기성 처리
　① 슬러지 발생량 비교적 많음.
　② 소요 동력 많음.
　③ 유지 관리 어려움.
　④ 소요 면적 보통
　⑤ 활성오니법 미생물의 알맞은 조건
　　a. DO는 2ppm(0.2~2.0ppm 범위) 정도 적당
　　b. 용존 산소가 0.2ppm 이하가 되면 호기성 미생물은 살 수 없음.
　　c. 용존 산소가 0.5ppm 이하가 되면 fungi가 발생하여 슬러지 bulking이 발생
　　d. 온도는 25~35°C가 적당
　　e. pH 6~8이 적당
　　f. BOD : N : P = 100 : 5 : 1

(2) 혐기성 처리
　- 유기물을 환원적으로 분해하여 소화시킴(혐기성 소화법 또는 메탄 발효법이라고도 함).
　① 부패조
　　- 과거에 공공하수도가 없는 주택이나 학교 등에서 이용, 현재는 거의 이용하지 않음.
　② 임호프 탱크
　　- 두 개의 층으로 되어 있음(상층에서는 침전이 되고, 하부에서는 슬러지의 소화가 이루어짐).

3 화학적 처리

- 화학적 침전에 의한 미세한 현탁물질 및 COD 제거, 생물학적 처리를 위한 pH 조절, CN^-의 산화 처리, Cr^{6+}의 환원 처리, N 및 P의 제거, 소독, 경도 제거 등의 처리를 말함.

(1) 중화 처리
　① 산 중화제($NaOH$, Na_2CO_3)
　② 석회(CaO, $CaCO_3$, $Ca(OH)_2$)

(2) 화학적 응집
　① 입자성 물질, 유기물, 조류, 색도, Colloid 등을 제거하는 것(각종 폐수 처리에 사용)

② 무기응집제/응집보조제

(3) 산화 및 환원

4 슬러지(오니)의 처리

- 폐·하수 또는 정수장에서 나오는 슬러지를 처리하는 장치

(1) 슬러지의 처리 목적
　　① 안정화 (소화)
　　② 안전화 (살균)
　　③ 감량화 (부피의 감소)
　　④ 처분의 확실성

(2) 슬러지 처리의 계통도
　　- 슬러지 → 농축 → 안정화 → 개량 → 탈수 → 처분

5 고도(3차)의 원리

(1) 고도(3차)의 원리 목적
　　① 2차 처리 유출수의 영양 염류(N, P)를 제거하기 위해
　　② 처리수에 존재하는 색도 및 미량 중금속을 제거하기 위해
　　③ 폐수의 재이용이 필요한 경우
　　④ 유기물질의 회수 또는 독성물질의 하천 유입을 방지하기 위해

6 분뇨 처리

(1) 분뇨의 위생학적 처리의 목적
　　① 소화기계 감염병 관리
　　② 수인성 감염병 관리
　　③ 기생충병 질환 관리
　　④ 환경 위생 개선

(2) 분뇨 정화조
　　① 정화조 : 수세식 화장실에서 나오는 오수를 침전, 분해 등의 방법으로 정화시키는 시설
　　② 부패조 → 예비 여과조 → 산화조 → 소독조

(3) 분뇨 처리 방법
　　① 1차 처리(혐기성 소화, 고온습식화, 호기성 소화, 임호프조, 부패조 등)
　　② 2차 처리(활성오니법, 살수여상법, 회전원판법 등)로 분류
　　③ 처리 방법은 폐·하수 처리 원리와 동일

분뇨 처리 시 문제점

- 악취 발생의 원인이 되는 NH_3, H_2S 등 발생
- 분뇨가 완전한 퇴비화 과정을 거칠 때 문제가 되는 것은 악취임.
- 소화 슬러지의 색깔이 검정색을 띠는 원인은 소화가스 중의 H_2S가 슬러지 속의 철염과 결합하여 황화철이 되기 때문

7 하수도 시설

(1) 합류식 : 가정하수, 산업폐수, 우수를 같이 배제하는 방식

(2) 분류식 : 오수와 우수를 분리 배제하는 방식

8 폐기물

- 쓰레기, 연소재, 오니, 폐유, 폐산, 폐알칼리, 동물의 사체 등으로 사람의 생활이나 사업 활동에 필요하지 아니한 물질

(1) 폐기물의 분류
　① 생활 폐기물
　② 사업장 폐기물
　③ 지정 폐기물

(2) 폐기물 처리 시설의 분류
　① 중간 처리 : 소각, 중화, 파쇄, 고형화 등에 의한 처리
　② 최종 처리 : 매립이나 해역 배출 등에 의한 처리

(3) 폐기물 처리의 계통도
　- 발생원 → 쓰레기통 → 손수레 → 적환장 → 차량 → 최종 처리(매립)

(4) 폐기물 처리
　① 매립
　② 소각

【 완속사 여과법과 급속사 여과법의 비교 】

구분	완속사 여과법	급속사 여과법
침전법	보통 침전법	약품 침전법
생물막 제거법	사면 대치	역류 대치
1회 사용 일수(1일 처리 수심)	1~2개월 (3m(6~7m)/day)	1~2일 (120m/day)
탁도, 색도가 높을 때	불리하다	좋다
이끼류가 발생되기 쉬운 장소	불리하다	좋다
수면이 동결되기 쉬운 장소	불리하다	좋다
면적	광대한 면적이 필요	좁은 면적도 가능
비용	건설비가 많이 든다 경상비가 적게 든다	건설비가 적게 든다 경상비가 많이 든다
세균 제거율	98~99%	95~98%

6. 의복 및 주택 위생

1 주택 위생

(1) 대지
　① 환경 : 한적, 교통편리, 공장이 없을 것
　② 지형 : 작은 언덕의 중복 남향 또는 동남향 6° 이내
　③ 지질 : 삼투성, 건조, 견고
　④ 지하 수위 : 지표면하 1.5m 이상에서 3m

(2) 기후
　① 안정 나체 시의 쾌감대 : 무풍 기온 27~28°
　② 안정 보통 착의 시 쾌감대 : 온도 17~18°, 습도 60~65%

(3) 조명
　① 자연 조명
　　a. 창의 방향은 남향
　　b. 채광과 환기를 위해 창문의 위치는 세로로 된 높은 창
　　c. 창의 면적은 바닥 면적의 1/5~1/7 이상
　　d. 개각(가시각)은 4~5°, 입사각(양각) 27~28° 정도
　　e. 거실의 안쪽 길이는 바닥에서 창틀 윗부분의 1.5배 이하
　　f. 일조시간은 약 6시간이 좋으나, 최소한 4시간 이상은 햇빛을 비추는 것이 좋음.

　② 인공 조명
　　- 적정 조명(실내조도 기준, 단위 : Lux)
　　　• 세면장, 화장실 : 60~150 Lux
　　　• 식당, 강당 : 150~300 Lux
　　　• 교실, 현관, 복도, 층계, 실험실 : 300~600 Lux
　　　• 도서실, 정밀작업 : 600~1,500 Lux

　③ 조명 방법
　　a. 직접 조명 : 조명기구에서 직사광으로 비치는 조명, 조명효율이 큼.
　　b. 간접 조명 : 조명기구에서 반사광으로 비치는 조명, 눈에 가장 이상적임.
　　c. 반간접 조명 : 반사량과 직사량을 병행해서 비치는 조명
　　d. 부적당한 조명의 피해
　　　- 근시, 안정 피로, 안구진탕증 유발
　　　- 피로를 증가시키고 작업 능률을 저하시키고 재해 발생률을 증가시킴.

(4) 실내 적정 온도
　① 침실 : 12~15°C
　② 거실, 사무실, 학교, 작업실 : 18~20°C

③ 욕실 : 20~22°C
④ 병실 : 22°C

(5) 환기
① 자연 환기
a. 실내외 온도차(중력환기)
b. 기체의 확산
c. 외기의 풍력
d. 중성대
e. 실내에 들어오는 공기는 하반부일수록 강함. 중앙에는 압력이 0인 부분에 생기는데, 이 부분을 중성대라 말함.
② 인공 환기
a. Airconditioning
b. 배기식/송기식 환기법
③ 보조 환기
a. 옥배환기법 : 지붕 위의 탑 모양으로 돌출된 부분이나 천정을 이용한 자연환기법
b. 배기통

2 의복 위생

- 이상체온 조절, 해충으로부터 신체보호, 신체의 청결, 미적 표현 및 사회 생활의 표식

(1) 기후
① 안정 시 : 기온 32±1°C, 기습 50±10%, 기류 10cm/sec
② 보행 시 : 기온 30±1°C, 기습 45±10%, 기류 40cm/sec

3 소독

- 소독 : 병원성 미생물의 생활력을 파괴 또는 멸균시켜 감염 및 증식력을 없애는 조작
- 멸균 : 강한 살균력을 작용시켜 모든 미생물의 영양은 물론 포자까지도 멸살, 파괴시키는 조작
- 살균 : 세포가 파괴되어 원래의 상태로 돌아가지 않는 불가역적인 변화
- 방부 : 직접 세균은 죽이지 아니하고 여러 가지 방법으로 세균의 생활 환경을 불리하게 만들어 그 미생물의 증식 및 발육을 억제시켜 사멸

(1) 물리적 방법
① 건열 멸균법
- 화염 멸균법 : 물품을 직접 불꽃 속에 접촉시켜 표면에 부착된 미생물을 멸균시키는 방법
② 습열 멸균법
a. 자비 멸균법 : 100°C 끓는 물에서 15~20분간 처리 하는 방법
b. 고압증기 멸균법 : Autoclave에서 121°C, 15lb, 20분간 실시
c. 간헐 멸균법 : 1일 1회씩 100°C의 증기로 30분씩 3일간 실시

d. 저온 소독법 : 60~65°C, 30분간 처리하는 방법

e. 초고온 순간 멸균법 135°C, 2초간 처리하는 방법

③ 자외선 멸균법

④ 여과 멸균법

(2) 화학적 방법

- 가열할 수 없는 기구에 소독력을 갖고 있는 약제를 이용하여 세균을 죽이는 방법

① 소독약이 갖추어야 할 조건

a. 살균력이 클 것, 높은 석탄산계를 가진 것

b. 침투력이 강한 것

c. 인체에 무해한 것

d. 안정성

e. 용해성이 높은 것

f. 부식성과 표백성이 없는 것

g. 식품에 사용한 후 수세가 가능한 것

h. 저렴하고 구입이 쉬운 것

i. 사용 방법이 간편한 것

② 소독약의 종류

a. 3~5% 석탄산수 : 환자의 오염 의류, 용기, 오물, 실험대, 배설물, 토사물 등의 소독에 사용

b. 2.5~3.5% 과산화수소 : 자극성이 적어서 구내염, 인두염, 입안 세척, 상처 등에 사용

c. 70~75% 알코올 : 피부 및 기구 소독에 사용

d. 3% 크레졸 : 손, 오물, 객담 등의 소독에 사용, 크레졸은 virus에는 소독 효과가 적으나, 세균 소독에는 효과가 크다.

e. 0.01~0.1% 역성 비누(양성 비누) : 무미, 무해하여 식품 소독에 좋으며, 자극성 및 독성도 없고, 침투력, 살균력도 강하다.

f. 0.1% 승홍 : 맹독성이어서 식기구나 피부 소독에는 적당하지 않다.

g. 생석회 : 습기가 있는 분변, 하수, 오수, 오물, 토사물 등의 소독에 적당하며, 포자를 형성하는 세균이 아니면 효과가 있다.

h. 0.02~0.1% formalin

단원정리문제

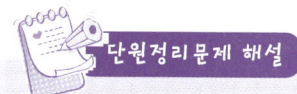

01 기후의 3대 요소로 맞는 것은?

① 기온, 기습, 복사
② 기습, 복사, 일조량
③ 기온, 기습, 일조량
④ 기온, 복사, 일조량
⑤ 기온, 기습, 기류

02 기후들의 특성에 대한 설명 중 틀린 것은?

① 대륙성 기후 : 일교차가 크며, 여름은 고온 저기압이고, 겨울은 맑은 날이 많은 것이 특징이다.
② 해양성 기후 : 기온 변화가 육지보다 적고 완만하다.
③ 사막 기후 : 풍량이 많으며, 자외선과 오존량이 많은 것이 특징이다.
④ 해양성 기후 : 고습 다우성 기후이다.
⑤ 산림 기후 : 온화하고 온도 교차가 적으며, 습도가 비교적 높은 것이 특징이다.

03 일산화탄소(CO)에 대한 설명으로 틀린 것은?

① 무색, 무취, 무자극성 가스, 공기보다 가벼운 기체이다.
② 탄소 성분의 불완전 연소로 발생, 자동차의 배출 가스에서 다량 배출된다.
③ 헤모글로빈(Hb)과 결합하여 CO-Hb를 형성한다.
④ 친화력은 산소보다 20~30배 강하다.
⑤ 오염 허용 기준은 10ppm/1시간(실내 기준), 25ppm/1시간 (실내 주차장) 이하이다.

단원정리문제 해설

▶ 기후의 3대 요소
 - 기온
 - 기습
 - 기류

▶ - 산악 기후 : 풍량이 많으며, 자외선과 오존량이 많은 것이 특징
 - 사막 기후 : 대륙성 기후의 극단 기후 특성

▶ 친화력은 산소보다 200~300배 강함.

정답 : 1.⑤ 2.③ 3.④

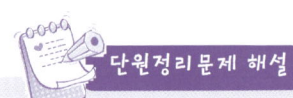

04 새로운 환경 조건에 대해 세포나 기관이 적응하는 현상을 무엇이라고 하는가?

① 순화
② 대상적 순응
③ 자극적 순응
④ 수동적 순응
⑤ 진화

▶ - 대상적 순응 : 새로운 환경 조건에 대해 세포나 기관이 적응하는 현상
 - 자극적 순응 : 환경 자극에 의해 저하되었던 기능이 회복됨으로써 순응하는 현상
 - 수동적 순응 : 약한 개체가 최적의 기후를 찾아서 순응해 가는 현상

05 무풍의 범위로 맞는 것은?

① 0.1m/sec 이하
② 0.5m/sec 이하
③ 0.9m/sec 이하
④ 1.0m/sec 이하
⑤ 0.0m/sec 이하

▶ 0.1m/sec 이하는 무풍, 0.5m/sec 이하는 불감 기류, 쾌적 기류 1m/sec

06 거의 모든 사람이 불쾌감을 느끼는 불쾌지수는 어느 것인가?

① 65 ≦
② 70 =
③ 75 ≧
④ 80 ≧
⑤ 85 ≧

▶ 65 ≦ : 모든 사람이 쾌적함을 느낌.
 70 = : 10% 정도의 사람이 불쾌감을 느낌.
 75 ≧ : 50% 정도의 사람이 불쾌감을 느낌.
 80 ≧ : 거의 모든(100%) 사람이 느낌.
 85 ≧ : 견딜 수 없는 상태에 이름.

07 상수의 6단계 정수 과정의 순서가 맞는 것은?

① 폭기 → 침전 → 응집 → 여과 → 소독 → 특수 정수
② 폭기 → 응집 → 침전 → 여과 → 소독 → 특수 정수
③ 응집 → 침전 → 여과 → 소독 → 폭기 → 특수 정수
④ 폭기 → 응집 → 침전 → 여과 → 특수 정수 → 소독
⑤ 응집 → 침전 → 여과 → 폭기 → 소독 → 특수 정수

▶ 상수의 6단계 정수 과정
 - 폭기 → 응집 → 침전 → 여과 → 소독 → 특수 정수

정답 : 4.② 5.① 6.④ 7.②

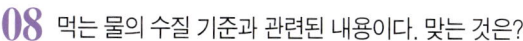

08 먹는 물의 수질 기준과 관련된 내용이다. 맞는 것은?

① 대장균군은 10ml에 10이 전부 음성이어야 한다고 규정하고 있다.
② 질산성 질소의 검출은 유기물에 오염된 지 얼마 안되었음을 의미한다.
③ 일반 세균은 검수 10ml 중 100CFU를 넘으면 안 된다.
④ 먹는 물의 수소 이온 농도는 pH 8.5 이상이어야 한다.
⑤ 과망간산 칼륨은 1L당 100mg 이하가 되어야 한다.

09 검사 항목별 검사 의미에 대한 설명으로 틀린 것은?

① 일반 세균 – 다른 미생물의 오염을 추측할 수 있는 오염 지표로서의 의미이다.
② 대장균군 – 다른 병원 미생물이나 분변 오염 등을 추측할 수 있는 오염 지표로서의 의미이다.
③ 암모니아성 질소 – 유기물질의 오염이 얼마 되지 않은 상태의 물이라는 것을 의미이다.
④ 암모니아성 질소 – 분변 오염을 의심하게 하는 오염 시표로서의 의미이다.
⑤ 과망간산 칼륨 – 유기물이 많으면 과망간산 칼륨이 적다.

10 완속사 여과법과 급속사 여과법의 비교에 대한 설명으로 맞는 것은?

① 급속사 여과법의 침전법은 보통 침전법이다.
② 완속사 여과법의 1일 처리 수심은 120m/day으로 급속사 여과법보다 빠르다.
③ 이끼류가 발생되기 쉬운 장소에는 완속사 여과법이 좋다.
④ 급속사 여과법은 경상비가 많이 든다.
⑤ 완속사 여과법은 건설비가 적게 든다.

단원정리문제 해설

▶ ② 유기물의 오염이 오래된 상태의 물이라는 것을 의미
③ 일반 세균은 1ml 중 100CFU를 넘지 아니할 것
④ 먹는 물의 수소 이온 농도는 pH 5.8~8.5이다.
⑤ 과망간산 칼륨은 1L당 10mg 이하

▶ 과망간산 칼륨
- 수중의 유기물을 양적 추측 (유기물이 많으면 과망간산 칼륨이 많다.)

▶ ① 급속 여과법의 침전법은 약품 침전법이다.
② 완속사 여과법은 3m(6~7m)/day, 급속사 여과법은 120m/day
③ 이끼류가 발생되는 장소에는 급소사여과법이 적당하다.
⑤ 완속사 여과법은 건설비가 많이 들고, 경상비가 적게 든다.

정답 : 8_① 9_⑤ 10_④

11 완속여과법에 대한 설명으로 맞는 것은?

① 보통 침전법의 적용
② 역류 세척법의 적용
③ 50~200m/day의 여과 속도
④ 12시간~2일의 여과막 사용 일수
⑤ 동결이 잘 되는 추운 지역에 유용

▶ 급속여과법은 약물 침전법을 사용한다.

12 주택의 조명에서 자연 조명에 대한 설명 중 틀린 것은?

① 채광과 환기를 위해 창문의 위치는 세로로 된 높은 창이 좋다.
② 개각(가시각)은 4~5°, 입사각(앙각) 27~28° 정도가 알맞다.
③ 창의 방향은 남향이고, 창문의 위치는 가로로 된 창이 좋다.
④ 창의 면적은 바닥 면적의 1/5~1/7 이상이다.
⑤ 일조 시간은 약 6시간이 좋으나, 최소한 4시간 이상은 햇빛을 비추는 것이 좋다.

▶ 채광과 환기를 위해 창문의 위치는 세로로 된 높은 창이 좋다.

13 다음의 설명 중 맞지 않는 것은?

① 살균 : 세포가 파괴되어 원래의 상태로 돌아가지 않는 불가역적인 변화이다.
② 멸균 : 미생물의 증식 및 발육을 억제시켜 사멸한다.
③ 화염 멸균법 : 물품을 직접 불꽃 속에 접촉시켜 표면에 부착된 미생물을 멸균시키는 방법이다.
④ 소독 : 병원성 미생물의 생활력을 파괴 또는 멸균시켜 감염 및 증식력을 없애는 조작이다.
⑤ 방부 : 직접 세균은 죽이지 아니하고 여러 가지 방법으로 세균의 생활 환경을 불리하게 만든다.

▶ - 멸균 : 강한 살균력을 작용시켜 모든 미생물의 영양은 물론 포자까지도 멸살, 파괴시키는 조작
- 방부 : 미생물의 증식 및 발육을 억제시켜 사멸

정답 : 11_① 12_③ 13_②

14 습기가 있는 분변, 하수, 오수, 오물, 토사물 등의 소독에 적당하며, 포자를 형성하는 세균이 아니면 효과가 있는 것은?

① 석탄산수   ② 역성 비누   ③ 승홍
④ 포르말린   ⑤ 생석회

▶ ① 환자의 오염 의료, 용기, 오물, 배설물 등의 소독에 사용
② 무미, 무해하여 식품 소독에 좋음. 침투력, 살균력도 강함.
③ 맹독성이어서 식기구나 피부 소독에 적당하지 않음.
④ 0.02~0.1% formalin

15 소독약의 사용법과 설명이 맞는 것은?

① 과산화수소 : 구내염, 인두염, 입안 세척, 상처 등에 사용되나 자극성이 크다.
② 알코올 : 세균 소독에 효과가 크다.
③ 석탄산수 : 환자의 오염 의류, 용기, 오물, 실험대, 배설물, 토사물 등의 소독에 사용된다.
④ 크레졸 : 맹독성이어서 식기구나 피부 소독에는 적당하지 않다.
⑤ 역성 비누(양성 비누) : 무미, 무해하여 식품 소독에 좋으며, 자극성 및 독성이 있고, 침투력, 살균력이 강하다.

▶ - 승홍 : 맹독성이어서 식기구나 피부 소독에는 적당하지 않다.
- 크레졸 : 손, 오물, 객담 등의 소독에 사용. 크레졸은 virus에는 소독 효과가 적으나, 세균 소독에는 효과가 크다.
- 과산화수소 : 자극성이 적다.
- 알코올 : 피부 및 기구 소독에 사용
- 역성 비누 : 자극성 및 독성은 없다.

16 인간의 기후 순화에 대한 설명으로 옳지 않은 것은?

① 새로운 환경에 기능적 변화를 일으키는 현상이다.
② 새로운 기후에 장기간 노출되어 그 기후에 적응하는 현상이다.
③ 순응 현상에는 대상적, 자극적, 수동적 순응 현상이 있다.
④ 인간은 고온에 순화가 가능하지만, 한랭 순화는 일어나지 않는다.
⑤ 새로운 환경에 장기간 노출되어 새로운 적응 한도가 생기는 것이다.

▶ Claud Bernard는 외부 환경의 변화에 대한 항상성을 유지하는 것은 인간이나 동물이 갖는 특성이며, 외부 환경의 변동이 장기간 계속되면 생리적 적응을 거쳐서 새로운 적응 한도가 성립되는데, 이를 순화라 한다. 이러한 순응 현상은 새로운 환경에 장기간 또는 반복해서 노출됨으로써 일어나는 변화로서 일정한 범위의 고온과 저온에서 모두 일어난다.

정답 : 14_⑤ 15_③ 16_④

17 온열 조건을 나타내는 습도에 대한 설명으로 맞는 것은?

① 절대 습도란 1m³ 중에 포함된 수증기량을 의미하며, 일반적인 습도의 의미로 사용된다.
② 상대 습도란 절대 습도에 대한 포화 습도의 비를 백분율로 나타낸 것이다.
③ 실내에서 쾌적한 보건 습도는 70~100%이다.
④ 상대 습도는 건구 온도와 습구 온도의 차이가 클수록 높게 된다.
⑤ 상대 습도는 기온이 높은 낮보다 기온이 낮은 밤에 높게 된다.

▶ 절대 습도란 1m³에 포함된 수증기량을 의미하며, 상대 습도란 포화 습도에 대한 절대 습도의 비를 백분율로 나타낸다. 일반적인 습도의 의미는 상대 습도이며, 이 값이 40~70%일 때 쾌적한 상태가 된다. 습도는 건구 온도와 습구 온도의 차이가 클수록 낮아져 건조한 상태가 되며, 일반적으로 기온이 높은 낮보다 밤에 높게 된다.

18 실외에서 기온 측정은 어디에서 하는가?

① 지상 0.5m   ② 지상 1.0m   ③ 지상 1.5m
④ 지상 2.0m   ⑤ 지상 2.5m

▶ 기온의 측정은 인간의 호흡선을 기준으로 한다. 즉 실내에서는 바닥으로부터 45cm에서 이루어지며, 실외에서는 1.5m 높이에서 측정한다.

19 감각 온도의 측정에 영향을 주는 온열 요소들로 맞는 것은?

가. 기온	나. 기습
다. 기류	라. 복사열

① 가, 나, 다   ② 가, 다   ③ 나, 라
④ 라   ⑤ 가, 나, 다, 라

▶ 사람이 느끼는 온도의 감각은 기온, 기습, 기류의 3인자가 종합된 작용으로 이루어진다. 이 때의 체감을 기초로 하여 Miller 등에 의해 고안된 온도 감각을 체감온도나 실효 온도라 하는데, 이것은 건구온도, 습구 온도, 기류로부터 측정한다.

정답 : 17_⑤ 18_③ 19_①

20 불쾌지수(DI) 측정에 필요한 기후 요소는?

① 기온, 풍속
② 기습, 기압
③ 습구 온도, 건구 온도
④ 기온, 복사열
⑤ 기온, 기류

21 군집독의 예방 대책으로 맞는 것은?

① 난방
② 환기
③ 목욕
④ 냉방
⑤ 체온 보호

22 공기 중 산소에 대한 설명으로 맞게 조합된 것은?

> 가. 인간의 1일 산소 소비량은 1인 기준 0.52~0.65㎘ 이다.
> 나. 물질의 산화나 연소에 꼭 필요하다.
> 다. 대기 중 산소 농도는 15~27%이며, 평균적으로 약 21%를 유지한다.
> 라. 대기 중 산소가 결핍되면 산소 중독이 일어난다.

① 가, 나, 다
② 가, 다
③ 나, 라
④ 라
⑤ 가, 나, 다, 라

▶ 불쾌지수는 기류와 복사열의 영향은 고려되지 않아 감각 온도와 차이가 있을 수 있기 때문에 실외에서는 적용되지 않으며, 실내에서만 사용된다.

▶ 군집독은 고온, 고습, 무기류, 유해가스 발생, O_2 부족, 악취 발생 등 공기의 이화학적 조성 변화에 의해 발생한다. 군집독은 다수의 사람이 장시간 밀폐 상태에 있을 때 나타나는 불쾌, 권태감, 두통, 구토, 현기증 등을 의미한다.

▶ 공기 중의 산소 농도가 15% 이하로 충분하지 않을 경우 산소 결핍증 또는 저산소증이 나타나며, 10% 이하가 되면 호흡곤란이 일어난다. 반면에 고농도 또는 고압환경에 노출될 때 산소 중독이 일어난다.

정답 : 20_③ 21_② 22_①

23 대장균을 상수의 수질 판정 기준으로 사용하는 이유로 옳지 않은 것은?

① 병원성이 크기 때문이다.
② 병원균의 오염을 추정할 수 있기 때문이다.
③ 검출 방법이 간편하기 때문이다.
④ 분변 오염을 추측할 수 있기 때문이다.
⑤ 검출이 정확하기 때문이다.

▶ 대장균이 수질 오염의 지표로 중요하게 고려되는 이유는 대장균의 검출로부터 병원성 미생물의 오염이나 분변 오염을 추측할 수 있으며, 검출 방법이 간편하고 정확하기 때문

24 수도전에 유리 잔류 염소가 필요한 이유로 볼 수 없는 것은?

① 송수 과정의 오염에 대비
② 급수 과정의 오염에 대비
③ 상수원으로부터 도수 과정의 오염에 대비
④ 사용 과정의 오염에 대비
⑤ 배수 과정의 오염에 대비

▶ 수도전에 유리 잔류 염소는 0.2ppm이 요구된다. 염소는 강한 산화력을 가지고 있기 때문에 유기물이나 기타 환원성 물질에 접촉하게 되면 살균력이 떨어지게 된다. 따라서 유리 잔류 염소는 송수, 배수, 급수 및 사용 과정에서 오염될 수 있는 미생물의 살균작용에 유효하며, 도수 과정에서는 소독을 실시하기 전의 원수이기 때문에 잔류 염소가 필요하지 않게 된다.

25 임호프 탱크에서 일어나는 하수정화작용을 가장 잘 표현한 것은?

① 고체와 액체의 분리 및 산화 작용
② 고체와 액체의 분리 및 부패 작용
③ 액체의 산화 작용, 고체의 부패 작용
④ 고체의 산화 작용, 액체의 부패 작용
⑤ 고체와 액체의 부패 작용

▶ 임호프 탱크는 1907년 Karl Imhof가 고안한 것으로 부패조의 단점을 보완하여 침전실과 슬러지 소화실로 나누어 처리하도록 한 장치이다. 장치의 가스 출구에는 검은 거품이 생기고 불쾌한 냄새가 나는데, 이것은 액체, 고체의 분리작용과 부패작용이 일어나고 있음을 의미한다.

정답 : 23_① 24_③ 25_②

26 부패조와 관련성이 가장 적은 것은?

① 호기성균에 의한 처리
② 메탄 가스의 발생
③ 부사의 형성
④ 무산소 상태로 처리
⑤ 소규모 처리장에서 활용

27 생물학적 산소요구량을 가장 잘 표현한 것은?

① 수중의 용존 산소량
② 수중생물의 서식에 필요한 산소량
③ 수중의 유기물을 산화하는데 소비되는 산소량
④ 수중에 용존되는 대기 중의 산소손실량
⑤ 20℃에서 5일간 수중에 용존되는 산소량

28 실내와의 온도차에 의해서 이루어지는 환기는?

① 풍력 환기   ② 중력 환기   ③ 인공 환기
④ 배기 환기   ⑤ 중앙 환기

▶ 혐기성 처리법은 부패조와 임호프 탱크법이 있다. 부패조는 단순한 탱크로서 하수의 부유물인 부사(scum)를 형성, 무산소 상태로 만들어 혐기성균의 분해 작용을 촉진시켜 처리하는 방법이다. 부사를 뚫고 올라온 가스 때문에 냄새가 나는 것이 단점이며, 주로 소규모 처리장에 사용한다.

▶ 생물학적 산소요구량은 하수 중의 유기물질이 미생물에 의해 산화되어 보다 안정된 무기물질과 가스로 되는데, 필요한 용존산소의 소모량을 정량화한 것으로 20℃에서 5일간 방치하여 전후 용존산소량으로부터 측정할 수 있다. 이것은 하수와 공공수역의 오염도를 반영하는 중요한 수질오염 지표로써 BOD가 높다는 것은 분해 가능한 유기물질이 많이 함유되어 하수의 오염도가 높다는 것을 의미한다.

▶ 중력 환기는 실내 외의 온도차가 공기의 밀도차를 형성하고, 밀도차는 압력차를 형성하여 기류의 이동이 발생하는 것을 의미한다. 실내에 들어오는 공기는 아래로, 나가는 공기는 위로 이동하는데, 그 중간에 압력이 0인 영역의 중성대가 형성된다.

정답 : 26_① 27_③ 28_②

29 다음 중 실내 환기의 지표로 사용되는 것은?

① 질소산화물
② 일산화탄소
③ 라돈
④ 포름알데히드
⑤ 이산화탄소

▶ 실내 공기의 환기 상태를 평가하는 지표는 실내 공기의 CO_2 농도를 이용함.

30 다음은 수질검사 항목의 의미를 설명한 것이다. 맞는 것은?

> 가. 질산성 질소 : 대부분 지질에 의한 영향으로 오염과 관계없다.
> 나. 암모니아성 질소 : 분변에 의한 오염이 최근에 일어났을 가능성이 있다.
> 다. 염소 이온 : 상수의 염소 소독에 의하여 생기며, 수중에 잔존하는 유리 유효 염소와 결합형 유효 염소의 양에 따라 변한다.
> 라. 트리할로 메탄류 : 상수원수에 함유되어 있는 유기물 중 천연적으로 존재하는 부식질과 살균 소독으로 사용되는 염소와 반응하여 생성된다.

① 가, 나, 다
② 가, 다
③ 나, 라
④ 라
⑤ 가, 나, 다, 라

▶ 가. 염소 이온에 대한 설명
다. 잔류 염소에 대한 설명

정답 : 29_⑤ 30_③

Chapter 3

환경 보전

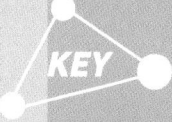

- 인간을 비롯한 생물체에게는 호흡할 공기, 생존에 필요한 물과 식품 등은 생존에 절대적인 필요 요소입니다.
- 그러나 지금 현재는 인류 생존 요소들이 점점 악화되고 있습니다.
- 따라서 환경오염과 보전에 대해 이해하는 것은 중요합니다. 이번 chapter에서는 공기의 자정작용과 현대 공해의 특성, 대기오염에 대한 중요 사건들과 대기 환경 기준들에 대하여 알아보도록 하겠습니다.

꼭! 알아두기

1. 공기의 자정작용
2. 현대 공해의 특성
3. 대기오염 사건들
4. 대기 환경 기준
5. 기온 역전
6. 온실 효과와 산성비
7. DO, BOD, COD

CHAPTER 03 환경 보전

1 대기오염

1 개요

(1) 대기의 수직 구조
　① 대류권(0~11km), 성층권(11~50km), 중간권(50~80km), 열권(80~50km)
　　＊대류권 : 고도가 올라갈수록 온도가 떨어짐.
　② 성층권
　　a. 지상 11~50km(25km에서 O_3은 최대 밀도) 기층
　　b. 이 층의 오존층은 고도가 올라갈수록 온도가 올라감.

(2) 공기의 자정작용
　- 대기오염 물질이 스스로 정화되어 깨끗해지는 것
　① 희석작용(바람)
　② 세정작용(강우·강설)
　③ 산화작용(O_2, O_3, H_2O_2)
　④ 살균작용(자외선)
　⑤ 탄소동화작용(식물의 CO_2와 O_2의 교환)
　⑥ 침강작용(중력)

(3) 대기오염의 정의
　- 인위적으로 배출된 오염 물질이 한 가지 또는 그 이상이 존재하여 오염 물질의 양, 농도 및 지속시간이 어떤 지역의 불특정 다수인에게 불쾌감과 공중보건 상 위해를 끼치고, 인간이나 동·식물의 생활에 해를 주고, 재산에 정당한 권리를 방해하는 상태(WHO)

(4) 대기오염의 시작
　① 자연적 현상 : 지구 형성 초기의 화산 폭발
　② 인위적인 현상
　　a. 불 발견(음식, 난방 등)
　　b. 산업혁명(18C 후~19C 초) : 중공업 발달, 연료의 사용 증가, 인구의 증가 → 3P를 낳음
　　　＊3P : Population (인구), Pollution (공해), Poverty (빈곤)

(5) 현대 공해의 특성
① 다양화
② 누적화
③ 다발화
④ 광역화

2 대기오염 사건

【 런던형 스모그와 LA형 스모그 비교 】

분류	런던형 스모그	LA형 스모그
기온	0~5°C	24~32°C
습도	85% 이상	70% 이하
시간	아침 일찍	주간
계절	겨울 (12~1월)	여름 (8~9월)
풍속	무풍	3m/sec 이하
역전 종류	방사성 역전 (복사성)	침강성 역전 (하강형)
주오염원	석탄과 석유계 연료 (난방)	석유계 연료 (난방)
주오염 성분	아황산가스 (SO_2), 부유먼지	탄화수소 (HC) NO_x, O_3, PAN
화학 반응	환원	산화
피해	폐렴, 호흡기자극, 만성 기관지염	건축물 손상, 고무 제품 손상 눈, 코·기도의 점막 자극

(1) 런던 스모그(영국)
① 1952. 12 런던 하천의 평지, 인구 조밀 도시에서 발생
② 원인 : 화석 연료 (석탄계) 사용, SO_x
③ 피해 : 평상 시의 2.6배 사망률
   a. 1세 이하와 45세 이상의 심폐성 환자에 중증
   b. 만성 기관지염, 천식기관 확장증, 폐섬유증, 폐렴 등 유발
   c. 급성적 피해
④ 기상 상태 : 무풍 상태와 기온 역전 (복사 역전)

(2) 로스앤젤레스(미국)
① 1954 이후 해안 분지에서 1년 내내 해안성 안개 발생
② 원인 : 화석 연료(석유계) 사용 : NO_x, O_3, PAN 올레핀계 탄화수소, 자외선
③ 피해
   a. 눈, 코, 기도, 허파 등의 점막에 지속성 또는 반복적 자극
   b. 시정 약화, 식물·과실의 손상, 가죽 제품 피해, 건축물 손상
   c. 만성적 피해

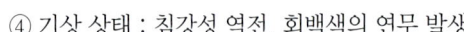

④ 기상 상태 : 침강성 역전, 회백색의 연무 발생

3 대기오염 물질

(1) 1차 오염 물질

— 각종 발생원으로부터 직접 대기로 방출되는 물질

① 입자 상 물질 : 기체인 대기 속에 미세한 고체나 액체 등이 분산되어 있는 것, 대기 중에 존재하는 대부분은 0.01~100um 이상의 입자들

  a. 매연 : 연소 시 발생하는 유리탄소를 주로 하는 미세한 입자 상 물질

  b. 검댕 : 연소 시 발생하는 유리탄소가 응결하여 입자의 지름이 1마이크론 이상되는 입자 상 물질

  c. 먼지 : 대기 중에 흩날려 내려오는 입자 상 물질, 입경 1um 이상의 고체 입자(분쇄, 폭발)

  d. 연무질 : 고체 또는 액체의 미세한 입자가 공기 중에 분산된 운상 형태로 존재, 입자의 입경 범위가 대단히 넓은 입자 상 물질

  e. 연무 : 시정 거리 1km 이상의 액상 물질

  f. 안개 : 작은 물방울이 공기 중에 떠 있는 현상, 습도 100%, 시정 거리 1km 미만

  g. 훈연 : 물질이 연소, 승화, 증발 또는 화학 반응 등으로 생성된 콜로이드 상태인 고체 물질

  h. 분진 : 부유분진은 겨울에 가장 많고, 여름에 적으며, 출·퇴근 시간에 가장 많음.

② 가스 상 물질 : 액체나 고체 물질이 기화하여 증가 상태로 된 경우 또는 물질의 연소, 합성, 분해 시에 발생

  a. 아황산 가스(SO_2) : 대기 오염의 지표

  b. 황화수소(H_2S)

  c. 질소산화물(NO_x : NO, NO_2, N_2O)

  d. 탄화수소(HC)

  e. 암모니아(NH_3)

  f. 일산화탄소(CO)

  g. 이산화탄소(CO_2)

  h. 염소(Cl_2)

  i. 불화수소(HF)

 우리나라의 대기 환경 기준

- 1972년 : 아황산가스 → 최초
- 1983년 : 일산화탄소, 이산화질소, 먼지, 오존 및 탄화수소
- 1991년 : 납 (Pb)
- 2002년 현재 전국적으로 오존, 아황산가스 등 6가지 대기 환경 기준 물질을 연속 측정
- PM 10 (미세먼지) 추가 : 자동차 증가 등으로 인하여 인체에 유해성이 큰 미세먼지의 관리 필요성 증가

(2) 2차 오염 물질

- 1차 오염 물질간 또는 1차 오염 물질과 다른 물질이 반응하여 생성된 물질, 외부의 광합성도·반응물질의 농도·지형·습도 등에 영향을 받음.
  ① PAN(Peroxy Acetyl Nitrate) : 인간의 눈이나 목에 자극을 주며, 농작물이나 식물에 유해
  ② 알데히드 : R-CHO로 결합된 유기화합물의 총칭, 악취의 원인(강한 자극성 냄새)
  ③ 옥시던트
     a. 산화제라 불리며, 오존, 알데히드, 알킬나이트레이트, PAN, PBN 등이 존재
     b. LA smog의 원인 물질이며, 이 중 90%가 오존
  ④ 오존(O_3) : 대기권 중 성층권에 존재하며, 자외선을 대부분 흡수
     a. 무색, 무미, 자극성 냄새
     b. 산화성 표백제
     c. 고무의 균열과 탄력을 저하하고, 시력장애와 허파 기능 저하시킴.

4 대기오염의 피해

(1) 인체의 피해
  ① 아황산 가스(SO_2) : 호흡기계 질환으로 기관지염, 기관지 천식, 폐기종 등이 생김.
  ② 황화수소(H_2S), 암모니아(NH_3), 메르캅탄(R-SH) : 악취 물질
  ③ 탄화수소(HC) : 탄화수소 중 3, 4-벤조피렌은 발암 물질, 호흡기 질환을 유발
  ④ 오존(O_3) : 시각장애, 기관지염, 유전인자를 변화시킴.

오존층 파괴로 인해 증가하는 질환
- 피부 노화
- 피부암
- 광선각화증
- 백내장
- 익상편

  ⑤ 납 : 미성숙 적혈구 증가, 적혈구 감소, 조혈 계통 장애, 안면창백증, 신경 계통 장애 등을 유발
  ⑥ 벤젠(C_6H_6) : 적혈구 감소, 백혈병 등 일으킴.
  ⑦ 카드뮴(Cd) : 이따이이따이 병이 발생하며, 증상은 허리, 뼈마디, 뼈조직의 심한 통증
  ⑧ 수은(Hg) : 미나마타 병 발생, 중추신경과 말초신경 마비로 언어/보행/운동/지각장애 등 유발
  ⑨ 일산화탄소(CO)
     a. 연탄 가스 중독의 원인 물질, 산소 결핍증을 일으킴.
     b. 두통, 현기, 권태, 오심, 구토감이 오고, 호흡곤란, 졸도 등을 구반 → 사망

(2) 동물의 피해
  ① 대기오염에 둔감하며, 동물에 피해를 입히는 오염 물질로는 불소, 비소, 납, 몰리브덴, SO_2
  ② 지표 동물 : 대기오염을 사람보다 빨리 감지하여 환경 파괴의 정도를 알리는 동물

(3) 식물의 피해
  ① 대기오염에 대한 식물의 피해는 햇빛이 강한 낮이나, 습도가 높은 날에 피해가 큼.
  ② 식물에 피해를 주는 가스 순서 : $HF > SO_2 > NO_2 > CO > CO_2$
  ③ 지표 식물 : 대기오염을 사람보다 빨리 감지하여 환경 파괴 정도를 알리는 식물

(4) 재산 상의 피해
  ① 오존 : 착색된 각종 섬유의 염료를 퇴색, 고무제품의 균열 및 노화 발생, 자동차의 타이어, 전선 피복 등에 피해
  ② SO_2 : 철제류, 탄산염을 함유한 석회석, 대리석, 시멘트 등을 부식시킴.

5 오염 물질 확산

(1) 바람
  ① 대기오염 물질의 확산에 가장 큰 영향을 미침.
  ② 바람 : 공기의 움직임에서 수평 방향의 움직임을 말함.

(2) 기온 역전
  ① 대류권은 상공으로 올라갈수록 기온이 감소하는 것이 보통
  ② 어떤 기층에서는 환경감률이 상공으로 올라가면서 일정하게 상승하기도 함.
   * 이러한 현상을 기온 역전이라고 하며, 이러한 층을 기온 역전층이라 함 (상층 기온이 하층 기온보다 더 높은 현상).
  ③ 기온 역전일 때 일어나는 현상
    a. 공기의 수직 운동이 억제됨.
    b. 대류현상이 생기지 않음.
    c. 대기오염 물질이 대기층으로 쉽게 확산되지 못함.
    d. 지표 부근의 오염 농도가 커지게 됨.
  ④ 기온 역전의 종류
    a. 복사성 역전
    b. 침강성 역전
    c. 전선성 역전
    d. 지형선 역전

(3) 대기의 안정도와 연기의 형태(plume)
  ① 환상형 : 맑은 날 오후나 풍속이 매우 강하여 상·하층 간에 혼합이 크게 일어날 때 발생, 지표 농도는 최대
   * 대기 상태 불안정
  ② 원추형 : 겨울철이나 구름 낀 낮에 잘 나타나며, 플룸의 단면도는 전형적인 가우시안 분포
   * 대기 상태 약 안정 (중립)
  ③ 부채형 : 아침과 새벽에 발생, 하층 전체에 역전층 존재, 연기는 수평 방향으로 확산, 오염 농도 추정 곤란
   * 대기 상태 강 안정 (역전)

④ 지붕형 : 일몰의 전후에 잘 나타나고, 연기는 위로만 올라가며, 스모그와 관계가 있음.
　　＊대기 상태 상 불안정 하 안정
⑤ 훈증형 : 연기의 확산이 아래로만 되어 오염이 심하게 되는 경우
　　＊대기 상태 상 안정 하 불안정
⑥ 함정형 : 두 역전층 사이에 연기가 걷히게 된 형태로 그 부분에서 오염이 심함.
　　＊대기 상태 침강 역전, 복사 역전

(4) 장애물에 대한 플룸 plume의 영향
① 다운 워시
　a. 굴뚝의 수직 배출 속도에 비해 굴뚝 높이에서의 평균 풍속이 크면 플룸이 굴뚝 아래로 흘날리는 현상
　b. 수직 배출 속도를 굴뚝 높이에서 부는 풍속의 2배 이상이 되게 함.
② 다운 드래프트
　a. 오염 물질을 배출하는 굴뚝의 풍상 측에 굴뚝 높이만한 건물이 있으면 건물 때문에 난류 발생
　　→ 이 난류로 인해 플룸이 풍상측 건물 후편으로 흐르게 되는 것을 말함.
　b. 굴뚝의 높이를 주위 건물의 약 2.5배 이상 되게 함.

(5) 매연 농도의 측정
－ 굴뚝이나 교통기관 등에서 배출되는 매연은 약 3.3m 거리에서 연기 농도와 비교한 '링겔만 매연 농도표'에 의해 규정

링겔만 매연 농도표

Chart No 농도	0도	1도	2도	3도	4도	5도
흰 부분의 비율(%)	100%	80%	60%	40%	20%	0%
매연 농도(%)	0%	20%	40%	60%	80%	100%

6 대기오염의 변화 추세

(1) 산성비
① 공장, 자동차 등에서 대기 중에 다량 방출된 황산화물과 질소산화물이 H_2O와 반응
　→ 황산, 질산으로 되고, 이들이 우수에 용해되어 pH 5.6 이하의 강수가 되는 것
② 피해
　a. 식물·꽃가루의 수정 저하, 잎을 말려 죽임.
　b. 물고기 알의 부하 저하, 인체에 피부 질환, 안질환 등 유발

(2) 온실 효과
① 대기 중에 있는 잔류 기체가 적외선을 흡수하여 지구의 온도가 높아지는 현상
② 원인 물질 : CO_2, 메탄, CFC(프레온 가스), N_2O, 오존 등

(3) 열섬 효과
- 건물이 밀집되고 포장이 되어 있는 도시의 연료 소모가 크기 때문에 열 방출량이 높아 주위의 시골보다 기온이 2~5°C 더 상승하고 주위의 공기가 시내로 유입되는 현상

(4) 엘리뇨
- 적도 부근 동태평양 해수면의 온도가 평년보다 0.5°C 이상 높게 6개월 이상 지속되는 현상

(5) 라니냐
- 해수면의 온도가 0.5°C 이상 낮아지는 현상

(6) 열대야
① 여름 밤 기온이 25°C 이상
② 불쾌감, 불면증, 피로감 증대, 탈진 등을 유발

(7) 오존층 파괴
① 오존 생성에 결정적 영향을 미치는 것은 질소산화물(버스, 트럭 등 대형 경유차가 배출)
② 호흡기 질환 유발, 감염병 유발, 피부암·안질환·백내장 유발, 미생물 감소로 물의 정화 능력 감소

7 대기오염 대책

(1) 연소 방법의 개선
(2) 오염 물질 배출 방법 개선
(3) 대기오염 물질의 제거
① 가스 상 물질의 제거(배출 가스의 제거, 자동차 배기 가스의 제거)
② 입자 상 물질의 제거
(중력집진기, 관성력 집진 장치, 원심력 집진 장치, 여과 집단 장치, 전기 집진 장치, 세정 집진 장치)

2 수질오염

1 수질오염
- 인위적 요인에 의해서 자연 수자원이 오염되어 이용 가치를 저하시키거나, 피해를 주는 현상

2 수질오염 지표

(1) 수소이온 농도(pH)
① 물의 산 또는 알칼리의 강도를 나타내는 지수
② 오염되지 않은 하천수는 대개 중성(pH 7)
③ 유기물 분해가 큰 하천수는 약 산성
④ 석회암층을 통과한 지하수는 약 알칼리성
⑤ 어류의 생존에 가장 적합한 pH는 6.0~8.0

(2) 용존산소량(DO ; Dissolved Oxygen)
   ① 물 속에 녹아 있는 분자 상태의 산소량
   ② 온도가 높을수록 농도는 감소, 낮을수록 증가
   ③ 20°C에서 DO의 포화 농도는 9.17ppm
   ④ 유기 물질과 무기 환원성 물질에 의해서도 DO가 감소

(3) 생물·화학적 산소요구량(BOD ; Biochemical Oxygen Demand)
   ① 세균이 호기성 상태에서 유기 물질을 20°C에서 5일간 안정화시키는 데 소비한 산소량
   ② 1단계 BOD
      a. 탄소화합물이 산화될 때 소비되는 산소량
      b. 보통 20일 정도 시간이 걸림.
   ③ 2단계 BOD
      a. 질소화합물이 산화될 때 소비되는 산소량
      b. 보통 100일 이상 시간이 걸림.

(4) 화학적 산소요구량(COD ; Chemical Oxygen Demand)
   ① 수중에 있는 유기물을 산화제를 이용하여 측정하는 것.
   ② 유기물이 산화되는데 요하는 산소량을 ppm으로 나타낸 것

(5) 경도
   ① ppm으로 단위를 표시
   ② 일시 경도(탄소 경도), 영구 경도(비탄소 경도)

(6) 부유물질(SS ; Suspended Solid)
   - 0.1um 이상의 크기를 말함.

(7) 대장균군(E. coli ; Escherichia coli)

(8) 질소화합물

3 수질오염 기전

(1) 부영양화
   - 도시 하수나 농업 배수의 유입으로 질소(N)와 인(P) 등의 영양 염류를 증가시켜 조류나 동·식물성 플랑크톤들을 과도로 번식시키는 수질 변화현상

(2) 적조현상
   ① 해역에 적갈색의 색소를 갖는 식물성 플랑크톤이 과도로 번식하며, 바닷물이 적색을 띠는 현상
   ② N, P 등의 영양 염류가 과잉으로 존재할 경우에 발생
   ③ 주로 도시 하수가 유입되고, 정체 해역인 내만에서 발생하기 쉬움.

(3) 생물 농축현상
   - 수중에 저농도 비분해성 물질이 먹이 사슬을 거치는 동안에 어느 개체에서 농축되어 함량이 많아지는 현상

(4) 성층화 현상
- 호수, 저수지의 수심에 따른 온도 변화로 물의 밀도차가 발생되어 층이 형성되는 현상

(5) 전도현상
- 호수, 저수지에서 봄, 가을 물의 온도 변화로 밀도차가 발생

3 소음 및 진동

1 소음

(1) 원치 않는 음을 말함.
(2) 단위 dB(Decibel : 음압 수준)
(3) 측정법 : 청감 정보 회로는 A, B, C의 특성 곡선으로 되어 있음.
(4) 암소음 : 측정하고자 하는 음이 없을 때 그 지점에서 나는 소음을 말함.

* A곡선 : 소리의 세기보다 감각에 대한 특성

  B곡선 : 별로 사용하지 않음.

  C곡선 : 녹음을 하는 경우 사용

* 소음성 난청 : 4,000Hz에서 청력 손실이 심해져 소음성 난청의 초기 증상을 보임.

2 진동

- 국소적인 진동과 전신적인 진동이 있음.
  (일반적으로 국소적인 진동에 의한 피해가 큼. 그로 인해 레이노드 병 발생)

(1) 수완진동증후군 (Hand arm vibration syndrome)
  ① 압축공기 기구, 착암기, 전기톱, 진동연마기, 병따기 등의 작업으로 인한 말초신경과 혈관조직, 피하조직, 뼈, 관절 손상 및 손가락 동맥 경련을 일으켜 여러 가지 증상 유발
  ② 최소 2,000시간 이상 노출, 일반적으로 8,000시간 이상의 작업 경력

(2) 레이노 현상
  ① 개요
    a. 압축 공기를 이용한 여러 진동 공구를 사용하는 근로자의 손가락이 나타남.
    b. 말초혈관 운동장애 → 혈액 순환장애 → 손가락 창백, 통증 : 추위 노출 시 약화
    c. 뼈, 관절장애 : 탈석회화, 관절 연골의 괴저, 천공, 기형성 관절염, 점액낭염, 건초염, 힘줄의 비후, 근위축, 가성 관절염
  ② 유발 인자 : 국소적 진동, 소음, 한냉
  ③ 예방 : 전신 보온, 금연

단원정리문제

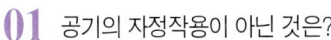

01 공기의 자정작용이 아닌 것은?

① 여과작용 ② 희석작용
③ 가스 교환작용 ④ 살균작용
⑤ 강우의 세정작용

▶ 여과작용은 물의 정수 처리 과정에 해당한다.

02 다음 중 2차 대기오염 물질인 것은?

① CO ② O_3 ③ NO_2
④ SO_2 ⑤ 매연

▶ - 오존은 가스 상의 2차 대기오염 물질이다.
- CO, NO_2, SO_2, 매연은 1차 대기오염 물질이다.

03 우리나라 환경정책기본법에 규정된 NO_2의 연평균 대기 환경 기준은?

① 0.01 ppm 이하 ② 0.02 ppm 이하
③ 0.05 ppm 이하 ④ 0.08 ppm 이하
⑤ 0.1 ppm 이하

▶ NO_2의 대기 환경 기준은 연평균 0.05 ppm, 24시간 0.08 ppm, 그리고 1시간 기준이 0.15ppm으로 각각 설정되어 있다.

정답 : 1_① 2_② 3_③

04 현대 공해의 특성으로 맞게 된 것은?

가. 다양화	나. 누적화
다. 다발화	라. 광역화

① 가, 나, 다　　② 가, 다　　③ 나, 라
④ 라　　⑤ 가, 나, 다, 라

05 다음의 설명 중 맞는 것은?

① 매연 : 연소 시 발생하는 유리탄소를 주로 하는 1마이크론 이상되는 입자 상 물질이다.
② 흡연 : 물질이 연소, 승화, 증발 등으로 생성된 콜로이드 상태인 액체 물질이다.
③ 검댕 : 연소 시 발생하는 유리탄소가 응결하여 입자의 지름이 1마이크론 이상되는 입자 상 물질이다.
④ 안개 : 작은 물방울이 공기 중에 떠 있는 현상, 습도 100%, 시정 거리 1km 이상이다.
⑤ 분진 : 부유 분진은 겨울에 가장 적고, 여름에 많으며, 출·퇴근 시간에 가장 적다.

06 산성비는 공장, 자동차 등에서 대기 중에 다량 방출된 황산화물과 질소산화물이 H_2O와 반응하여 황산과 질산이 되어 내리는 것으로 식물, 꽃가루의 수정 저하, 물고기 알의 부하 저하, 인체에 피부 질환, 산림 파괴 등을 유발한다. 우리나라에서는 pH 얼마 이하를 산성비라고 하는가?

① 3　　② 4.5　　③ 5.0
④ 5.6　　⑤ 6.5

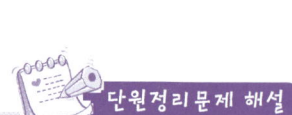

▶ 현대 공해의 특성
 - 다양화
 - 누적화
 - 다발화
 - 광역화

▶ ① 미세한 입자 상 물질임.
② 고체 물질임.
④ 시정 거리는 1km 미만임.
⑤ 분진 : 부유 분진은 겨울에 가장 많고, 여름에 적으며, 출·퇴근 시간에 가장 많음.

▶ 황산, 질산으로 되고, 이들이 우수에 용해되어 pH 5.6 이하의 강수가 되는 것

정답 : 4_⑤　5_③　6_④

07 오염 물질이 인체에 미치는 피해가 맞게 연결된 것은?

① 아황산 가스(SO_2) : 호흡기계 질환으로 기관지염, 기관지 천식, 폐기종 등이 생긴다.
② 벤젠(C_6H_6) : 적혈구 증가, 백혈병 등을 일으킨다.
③ 오존(O_3) : 시각장애, 기관지염, 유전인자를 변화시키며, 호흡기 질환을 일으킨다.
④ 납 : 이따이이따이병이 발생하며, 증상은 허리, 뼈마디, 뼈조직의 통증이 심하다.
⑤ 일산화탄소(CO) : 연탄 가스 중독의 원인 물질이며, 산소중독증을 일으킨다.

08 수중에 있는 유기물을 산화제를 이용하여 측정하는 것으로 유기물이 산화되는데 요하는 산소량을 ppm으로 나타낸 것은?

① COD ② BOD ③ pH
④ dB   ⑤ lux

09 기온 역전일 때 일어나는 현상으로 맞는 것은?

> 가. 공기의 수직 운동이 억제됨.
> 나. 대류현상이 생기지 않음.
> 다. 대기오염 물질이 대기층으로 쉽게 확산되지 못함.
> 라. 지표 부근의 오염 농도가 커지게 됨.

① 가, 나, 다 ② 가, 다 ③ 나, 라
④ 라   ⑤ 가, 나, 다, 라

▶ - 납 : 미성숙 적혈구 증가, 적혈구 감소, 조혈 계통 장애, 안면창백증, 신경 계통 장애, 팔다리의 심근마비 등 유발
- 카드뮴(Cd) : 이따이이따이병이 발생하며, 증상은 허리, 뼈마디, 뼈조직의 통증이 심함.
- 벤젠 : 적혈구 감소
- 오존 : 시각장애, 기관지염, 유전인자를 변화시킴.
- 일산화탄소 : 산소결핍증을 일으킴.

▶ COD
- 수중에 있는 유기물을 산화제를 이용하여 측정하는 것.

▶ 모두 맞는 내용임.

정답 : 7_① 8_① 9_⑤

10 오존층 파괴와 관련이 있는 건강 피해에 대한 설명이 맞는 것은?

① 일광 화상의 위험이 감소한다.
② 피부암의 위험이 감소한다.
③ 백내장의 위험이 감소한다.
④ 중간 파장 자외선으로 인한 건강 피해가 증가한다.
⑤ 멜라닌 색소가 많은 사람들의 건강 피해가 증가한다.

▶ 성층권의 오존층은 UV-B(280~315nm)를 흡수하여 지표 생물체를 보호함. 오존층 파괴로 인해 UV-B가 흡수되지 않으면 흑색종 등의 피부암, 광선각화증, 피부 노화, 백내장, 익상편 등을 유발하고, 농작물 생육 저하, 플랑크톤 감소 등의 생태계 훼손을 일으킨다.

11 하천에서 BOD가 낮다는 의미는?

① 하천의 오염도가 낮다.
② 하천의 오염도가 높다.
③ 어류 서식이 적합하지 않다.
④ 자정 작용이 잘 이루어지고 있지 않다.
⑤ 유기물량이 많다.

▶ BOD가 낮다는 것은 세균이 호기성 상태에서 수질을 안정화시키는 데 필요한 산소량이 적다는 것으로 이는 수질의 오염도가 낮다는 것을 의미한다.

12 현재 우리나라에서 작용하는 대기 환경 기준 항목은?

① 오존, 일산화탄소, 탄화수소
② 이산화질소, 이산화탄소, 총먼지
③ 이산화질소, 아황산 가스, 납
④ 아황산 가스, 탄화수소, 미세먼지
⑤ 오존, 미세먼지, 이산화탄소

▶ 주요 대기 오염 물질 6가지
- 아황산 가스(SO_2)
- 일산화탄소(CO)
- 이산화질소(NO_2)
- 미세먼지
- 오존(O_3)
- 납(Pb)

정답 : 10_④ 11_① 12_③

13 LA형 Smog의 설명 중 맞는 것은?

① 습도가 낮고, 낮 동안에 주로 발생한다.
② 복사성 역전에 의해 발생한다.
③ 주로 석탄 연소에 의한 오염 물질로 발생한다.
④ 무풍 상태에서 매연, 황산화물 등이 문제이다.
⑤ 인체에 대한 영향은 주로 호흡기계 질환이다.

▶ ①은 LA형 Smog에 대한 설명. London형은 습도가 높은 밤이나 이른 새벽에 주로 발생한다.

14 LA형 Smog 현상에 대한 설명으로 맞게 된 것은?

> 가. 여름철 낮에 발생하였다.
> 나. 역전현상은 침강성 역전이다.
> 다. 오염 물질은 자동차 배출 가스인 질소산화물과 탄화수소 등이다.
> 라. 광화학적 반응에 의한 스모그가 발생하였다.

① 가, 나, 다   ② 가, 다   ③ 나, 라
④ 라   ⑤ 가, 나, 다, 라

▶ LA 스모그 현상은 자동차에서 배출된 질소산화물과 탄화수소가 여름철의 강한 햇빛에 의해 오존 등의 광화학 산화물이 생성되어 발생하게 된 대표적인 대기오염 사건이다.

15 다음 중 오존 경보가 발령되는 오존 농도의 기준은?

① 1시간 평균 0.10ppm 이상
② 1시간 평균 0.12ppm 이상
③ 1시간 평균 0.15ppm 이상
④ 1시간 평균 0.3ppm 이상
⑤ 1시간 평균 0.5ppm 이상

▶ 기상 조건 등을 검토하여 해당 지역 내 오존 농도가 1시간 평균 0.12ppm 이상일 때 주의보, 0.3ppm 이상일 때 경보, 그리고 0.5ppm 이상일 때 중대 경보를 발령한다.

정답 : 13_① 14_⑤ 15_④

16 미나마타병 발생을 발생시키며, 중추신경과 말초신경 마비로 언어, 보행, 운동, 지각장애 등을 유발하는 물질은 무엇인가?

① 아황산가스 ② 오존 ③ 벤젠
④ 수은 ⑤ 카드뮴

17 호흡기계에 대한 직접적인 영향이 적은 대기오염 물질은?

① NO_3 ② SO_2 ③ 오존
④ CO ⑤ 미세먼지

18 LA Smog, London Smog, 도노라 사건, 뮤즈 계곡사건의 대기오염을 일으킨 요인은?

① 고온 다습한 공기 ② 기류의 정체
③ 기온 역전 ④ 자동차 매연
⑤ 기류의 빠른 상승

19 다음 중 지구의 환경 문제로 맞게 된 것은?

> 가. 대기 오존층 파괴 – 프레온
> 나. 삼림 파괴 – 사막화 현상
> 다. 산성비 – 식물 성장 방해
> 라. 적외선 – 피부암

① 가, 나, 다 ② 가, 다 ③ 나, 라
④ 라 ⑤ 가, 나, 다, 라

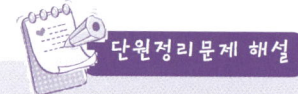

▶ 수은(Hg)
 - 미나마타병 발생

▶ 일산화탄소(CO)
 - 연탄 가스 중독의 원인 물질
 - 산소결핍증을 일으킴.
 - 두통, 현기증, 권태, 오심, 구토감이 오고, 호흡곤란, 졸도 등을 수반

▶ 역전층이 형성되면 대기층이 안정되기 때문에 오염 물질이 이 층을 벗어나지 못하고 축적되어 대기 오염이 악화됨. 22년 스모그, 도노라 사건 등 대기오염과 관련된 대규모 재난은 기온 역전현상이 여러 날 지속될 때 발생했음.

▶ 나. 삼림 파괴에 의한 직접적인 영향을 지구의 산소 부족 현상이나, 사막화 현상도 가능함.
라. 적외선 → 자외선

정답 : 16_④ 17_④ 18_③ 19_①

Chapter 4

식품위생

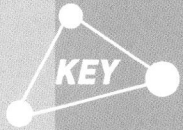

- 인간생활의 3대 기본요소는 의생활, 식생활, 주생활이라 할 수 있습니다.
- 특히 식생활이란 생명이나 건강과 직접 연결되므로 식품위생에 대해 올바르게 아는 것은 중요합니다.
- 이번 chapter에서는 식품위생에 대한 개념과 변질, 식중독의 종류와 특징, 원인물질 등에 대하여 알아보도록 하겠습니다.

 꼭! 알 아 두 기

1. 식품위생의 범위와 3대 접근 요소
2. 식품의 변질 개념(부패, 변패… 등)
3. 식중독의 종류와 특징
4. 식중독의 원인물질

CHAPTER 04 식품위생

1 식품위생의 정의

(1) 식품위생이란 식품, 첨가물, 기구 및 용기와 포장을 대상으로 하는 음식에 관한 위생
(2) WHO의 환경위생전문위원회
 - 식품위생이란 식품의 생육, 생산, 제조로부터 인간이 섭취하는 과정까지의 모든 단계에 걸쳐서 식품의 안정성, 건전성 및 완전 무결성을 확보하기 위한 모든 수단을 말함.

식품위생 관리의 3대 접근 요소

- 식품의 안전성
- 완전 무결성
- 건전성의 확보

2 식품의 변질 및 보존

1 식품의 변질

(1) 부패(putrefaction)
 - 가장 일어나기 쉬운 변질로 주로 부패균인 혐기성 또는 호기성 미생물의 작용에 의하여 단백질이 분해되어 아민이나 암모니아가 생성되어서 악취가 나는 현상을 말함.

(2) 발효(fermentation)
 - 유기물(식품)이 미생물에 의하여 분해되면서 사람에 유용한 물질을 생성하는 현상을 말함.

(3) 변패(deterioration)
 - 질소 성분이 함유되지 않은 유기 화합물로서 당질이나 지방질의 식품이 미생물에 의해 분해되어 변질되는 것

(4) 사후 강직(cadaverous stiffening, rigor)
 ① 생물의 근육이 사후에 점차 굳어지는 현상
 ② 10분~5시간 정도 시작, 24~48시간 정도 최고

(5) 자기소화(self digestion)
- 사후 강직 후에 사체 내의 효소 반응에 의하여 근육의 연화작용이 일어남.

(6) 숙성(aging)
- 조류나 포유류의 경화 조직이 연화되면 맛과 향이 증가되어 식용에 적합하게 됨.

2 식품의 보존

(1) 식품의 보존 방법
① 식품의 변질을 예방하기 위해서 식품의 미생물을 제거하거나 미생물의 증식을 억제하는 것
② 물리적 : 건조 및 탈수법, 냉동 및 냉장법, 가열 살(멸)균법, 밀봉법, 자외선, 방사선 조사법, 통조림법
③ 화학적 : 절임법, 방부제(보존료), 가스 저장법, 훈증법, 훈연법

3 식품과 질병

1 소화기계 감염병

(1) 소화기계 감염병의 병원체에는 병원 미생물 및 기생충의 감염에 의함.
(2) 아메바, 박테리아, 바이러스, 기생충 등
(3) 음식물과 물 그리고 가축들에 의하여 감염
(4) 소, 돼지, 양, 말, 토끼, 개, 닭 등과 같은 가축들에 의하여 감염되는 탄저병, 야토병, 돈단독, 브루셀라병 등을 인축(수)공통감염병이라 함.
(5) 온도가 높은 여름에 발생, 폭발적 발생, 짧은 잠복기와 높은 발병률, 대개 불현성 감염
(6) 신성한 식품을 선택하여 위생적으로 조리하고, 될 수 있는 한 생식을 금지하며, 감염병 환자나 보균자는 조리에 참가하지 않도록 주의

2 식중독

- 세균에 오염되어 변질된 음식물이나 유해한 화학 물질 및 자연독 물질이 첨가된 음식물을 섭취하였을 때 나타나는 급성 위장염을 말함.

(1) 세균성 식중독
① 감염형 식중독 : 원인균 자체에 의한 것
  a. 살모넬라 식중독
  b. 호염균 식중독
  c. 병원성 대장균

② 독소형 식중독 : 원인균의 분비물에 의한 것
  a. 포도상구균 식중독 (독소형 중에 가장 발생률이 많고, 사망률은 낮아 치명적이지 않음.)
  b. 보툴리누스균 식중독
  c. 웰치균

(2) 유해 화학물질에 의한 식중독
   ① 생산 과정에서 식품의 구성 성분 이외의 화학물질이 첨가되거나 혼입되어서 발생하는 식중독
   ② 화학물질에 의한 식중독 : 유해 감미료, 인공착색료 과용, 보존료 및 살균제 과용, 농약, 유해 중금속, 유해금속 식기구

(3) 자연독에 의한 식중독
   ① 동물성 자연독
      a. 복어 식중독 : tetrodotoxin (가열해도 독성이 유지됨.)
      b. 조개류 식중독 : venerupin (가열해도 독성이 유지됨.)
   ② 식물성 자연독
      a. 독버섯의 독소 : muscarin → 위장 증상 (복통, 구토, 설사), 콜레라 양성 증상, 뇌증상
      b. 감자 독소 : solanin → 복통, 위장장애, 허탈, 현기증, 경도의 의식장애
      c. 맥각균의 독소 : ergotoxin → 위장장애, 신경 증상, 임신부의 경우 조산 또는 유산
      d. 청매 : amygdalin
      e. 독미나리 : cicutoxin

단원정리문제

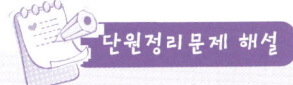

01 우리나라 식품위생법 상 식품위생의 대상이라고 할 수 없는 것은?

① 음식물 쓰레기　② 기구　③ 첨가물
④ 포장　⑤ 용기

▶ 식품·식품 첨가물·기구 또는 용기·포장을 대상으로 하는 식품에 관한 위생

02 식품위생 관리의 3대 접근 요소로 맞게 된 것은?

가. 식품의 안전성	나. 완전 무결성
다. 건전성의 확보	라. 식품의 선호도

① 가, 나, 다　② 가, 다　③ 나, 라
④ 라　⑤ 가, 나, 다, 라

▶ 식품위생 관리의 3대 접근 요소
  - 식품의 안전성
  - 완전 무결성
  - 건전성의 확보

03 가장 일어나기 쉬운 변질로 주로 부패균인 혐기성 또는 호기성 미생물의 작용에 의하여 단백질이 분해되어 아민이나 암모니아가 생성되어서 악취가 나는 현상은 무엇인가?

① 부패　② 변패　③ 숙성
④ 발효　⑤ 자기소화

▶ - 부패 : 가장 일어나기 쉬운 변질로 주로 부패균인 혐기성 또는 호기성 미생물의 작용에 의하여 발생
- 변패 : 질소 성분이 함유되지 않은 유기 화합물로서 당질이나 지방질의 식품이 미생물에 의해 분해되어 변질되는 것
- 숙성 : 조류나 포유류의 경화 조직이 연화되면 맛과 향이 증가되어 식용에 적합하게 됨.
- 발효 : 유기물(식품)이 미생물에 의하여 분해되면서 사람에 유용한 물질을 생성하는 현상을 말함.
- 자기 소화 : 사후 강직 후에 사체 내의 효소반응에 의하여 근육의 연화 작용이 일어남.

정답 : 1_① 2_① 3_①

04 생물의 근육이 사후에 점차 굳어지는 현상으로 10분~5시간 정도에서 시작되어 24~48시간에는 최고가 되는 이 현상을 무엇이라고 하는가?

① 부패
② 변패
③ 숙성
④ 사후 강직
⑤ 숙성

▶ 사후 강직
- 생물의 근육이 사후에 점차 굳어지는 현상
- 10분~5시간 정도 최고

05 원인균 자체에 의한 것인 감염형 식중독으로 맞게 된 것은?

| 가. 살모넬라 식중독 | 나. 포도상구균 식중독 |
| 다. 병원성 대장균 | 라. 보툴리누스균 식중독 |

① 가, 나, 다
② 가, 다
③ 나, 라
④ 라
⑤ 가, 나, 다, 라

▶ 감염형 식중독
- 살모넬라 식중독
- 호염균 식중독
- 병원성 대장균

06 원인균의 분비물에 의한 독소형 식중독 중에 가장 발생률이 많고, 사망률은 낮아 치명적이지 않은 식중독은?

① 호염균 식중독
② 보툴리누스균 식중독
③ 살모넬라 식중독
④ 포도상구균 식중독
⑤ 웰치균

▶ 식품·식품첨가물·기구 또는 용기·포장을 대상으로 하는 식품에 관한 위생

07 다음의 식중독의 원인물질이 올바르게 짝지어지지 않은 것은 무엇인가?

① venerupin – 조개류
② muscarin – 독버섯
③ solanin – 감자
④ tetrodotoxin – 복어
⑤ amygdalin – 독미나리

▶ amygdalin - 청매, cicutoxin - 독미나리

정답 : 4_④ 5_② 6_④ 7_⑤

08 어류의 사후 변화가 맞게 기술된 것은?

① 사후 강직 → 자기 소화 → 강직 해제 → 부패
② 사후 강직 → 강직 해제 → 자기 소화 → 부패
③ 사후 강직 → 부패 → 자기 소화 → 강직 해제
④ 자기 소화 → 강직 해제 → 사후 강직 → 부패
⑤ 자기 소화 → 사후 강직 → 강직 해직 → 부패

09 살모넬라 식중독에 대한 설명으로 맞지 않는 것은?

① 38~40℃의 심한 고열이 특징이다.
② 원인 식품은 어육 제품, 샐러드, 마요네즈, 유제품 등이다.
③ 예방법은 60℃에서 20분간 가열하면 된다.
④ 살모넬라 원인균의 생육 최적 온도는 31℃, pH 6~7이다.
⑤ 살모넬라 식중독의 치사율은 낮다.

▶ 원인균의 생육 최적 온도는 37℃, pH 7~8이다.

10 Vibrio parahaemolyticus에 의한 식중독 설명 중 잘못된 것은 어느 것인가?

① 이 균은 호염성 세균이어서 염분의 농도가 3~5% NaCl을 함유한 배지에서 잘 자란다.
② 이 균은 열에 강하여 가열에 의해 영향을 받지 않는다.
③ 원인 식품은 주로 어패류이다.
④ 잠복기는 평균 10~18시간이다.
⑤ 주요 증상은 위장관 장애이다.

▶ Vibrio parahaemolyticus에 의한 식중독은 열에 약하므로 예방은 가열 조리, 민물에 씻는다.

정답 : 8_② 9_④ 10_②

11 독소형 식중독의 원인 항체는?

| 가. 장염 비브리오 식중독 | 나. 황색 포도알균 식중독 |
| 다. 살모넬라 식중독 | 라. 보툴리눔 독소형 식중독 |

① 가, 나, 다 ② 가, 다 ③ 나, 라
④ 라 ⑤ 가, 나, 다, 라

▶ 독소형 식중독
  - 포도상구균 식중독
  - 보툴리눔 식중독
  - 웰치균

12 감자와 야채 샐러드가 포함된 샌드위치를 먹고 2~3시간 후에 복통과 구토가 시작되었으며, 독소형 중에 가장 발생률이 많고, 사망률이 낮은 원인균은?

① 웰치 균 ② 포도상구균
③ 호염균 ④ 보툴리누스균
⑤ 살모넬라균

▶ 포도구균 식중독
  - A~E 형의 장독소 분비, 이 중 A형이 가장 흔히 식중독 유발
  - 열과 산에 강함(120℃에서 파괴)
  - 잠복기(1~6시간)가 극히 짧아서 섭취 후 2~4시간 내 심한 오심과 구토 유발
  - 배변에 원인균은 없고, 독소는 증명됨.
  - 냉장고에 보관(균의 발육 저지)

정답 : 11_③ 12_②

Chapter 5

산업보건

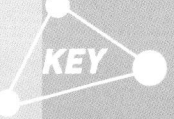

- 산업보건학은 모든 산업장의 근로자들이 건강한 심신으로 높은 작업 능률을 유지하면서 작업을 계속할 수 있고, 생산성을 높이기 위하여 근로자는 근로 및 생활 조건을 어떻게 관리, 정비해 나갈 것인가를 연구하는 과학입니다.
- 따라서 근로자의 건강과 행복을 전제로 이들에게 발생할 수 있는 건강장애 요소를 예방하고, 근로 조건과 환경이 이들에게 적합하도록 연구 개선하여 직업병 발생 및 공업 중독의 예방과 안전사고를 예방하는 것은 중요합니다.

꼭! 알 아 두 기

1. 산업보건의 중요성
2. 산업보건 보호 연령
3. 육체적 근로 강도의 지표
4. 열중증의 종류와 특성
5. 공업 중독의 종류와 특성
6. 잠함병, 소음성 난청, 레이노드씨 병, 3대 직업병

CHAPTER 05 산업보건

1 산업보건의 개념

1 산업보건의 정의

'산업보건이란 모든 직업에서 일하는 작업자들의 육체적, 정신적, 사회적 건강을 고도로 유지·증진시키면서 작업조건으로 인한 질병을 예방하고 건강에 유해한 취업을 방지하며, 근로자를 생리적·심리적으로 적합한 작업환경에 배치하여 종사케 함으로써 그들의 안녕이 최고도로 증진·유지되도록 하는 것'
- ILO와 WHO의 합동위원회

2 산업보건의 중요성

- 노동집약적 산업사회(시설과 장비) → 기술집약적 산업사회(인간성과 기술)
(1) 모든 직업에 종사하는 사람들의 육체적, 정신적 및 사회적 건강을 증진·유지
(2) 작업조건에 기인하는 질병을 방지
(3) 건강에 불리한 제 조건에 대해 근로자를 보호
(4) 근로자의 생리적, 심리적 특성에 대응하는 작업환경으로 그 근로자를 배치
  → 근로자들의 신체적, 정신적, 사회·문화적 상태를 좋은 상태로 유지·증진하고, 노동생활의 질을 향상시켜서 높은 노동생산성을 달성할 수 있게 도와줌.

2 산업보건 관리

(1) 산업장 환경 관리
  - 공장의 입지 조건, 폐기물 처리 시설, 복지 후생 시설, 작업환경의 정비
(2) 근로자 중심의 산업합리화
  - 근로자 적정 배치, 작업 동작합리화, 시간 배분합리화, 작업 조건합리화, 근로강도에 따른 작업합리화
(3) 보호 연령
  ① 15세 미만자는 근로자로 사용하지 못함.

② 여자와 18세 미만자는 도덕 상 또는 보건 상 유해하거나 위험한 사업에 사용하지 못하도록 규제
③ 15~18세까지는 보호 연령 : 1일 근로시간은 7시간, 주당 40시간을 초과하지 못함.

(4) 육체적 근로 강도의 지표
① 에너지 대사율(RMR)
② 수면의 RMR은 0.9
③ RMR이 1 이하 : 경노동
④ RMR이 1~2 : 중등노동
⑤ RMR이 2~4 : 강노동
⑥ RMR이 4~7 : 중노동
⑦ RMR이 7 이상 : 격노동

3 산업 중독과 직업병

1 열중증

(1) 열중증의 발생 환경 및 원인
- 이상 고온의 고열 환경에서 장시간 작업 시

(2) 열중증의 종류와 특성
① 열경련 : 체내 수분 및 염분의 손실이 직접적인 발생 원인
② 열허탈증 : 말초 혈액 순환의 부전으로 혈관 신경의 부조절, 심박출량 감소, 피부 혈관의 확장, 탈수 등이 원인
③ 울열증 : 체온 조절의 부조화로 뇌온 상승에 의한 중추신경장애가 원인
④ 열쇠약증 : 만성적 체열 소모로 발생, 만성 열중증이라고도 함.

2 공업 중독

(1) 납 중독
① 인체 내 침입
② 호흡기계 침입
③ 경구 침입
④ 4대 증상
  a. 연빈혈
  b. 연연(황화연이 치은에 침착된 것)
  c. 염기성 과립 적혈구 수 증가
  d. 소변의 corprorphyrin 검출

(2) 수은 중독
- 증상 : 홍독성 흥분(공포, 격노의 상태가 혼입되어 사소한 일에도 흥분, 걱정과 두려움이 크고 당황하는 상태), 구내염, 치은의 발적, 치은 괴사

(3) 크롬 중독
- 증상 : 급성 중독 = 콩팥장애

  만성 중독 = 코, 허파 및 위장 점막에 병변(비염, 인두염, 기관지염)

(4) 카드뮴 중독
- 증상 : 구토, 설사, 급성 위장염, 복통, 뼈연화증

  * 만성 중독의 3대 증상 : 폐기종, 신장애, 단백뇨

③ 이상 저온 작업에 기인하는 직업병
(1) 사람의 최적 온도 18°C
(2) 냉온(-10°C 이하), 고습 환경, 냉동 물체 및 냉강풍 환경에서 작업하는 근로자
  - 국소 발적, 빈혈, 전신 세포의 기능 저하, 동상(참호족) 등을 일으킬 수 있음.
(3) 고습 환경에서는 류마티스, 신경염, 말초신경마비, 월경 이상 등을 일으킬 수 있음.

④ 조명 불량 환경
(1) 허용 기준(보통 작업 150Lux, 정밀 작업 300Lux)에 따라 6개월에 1회 이상 정기적으로 조절
(2) 허용 기준 미달 시 안정 피로, 근시, 안구진탕증 등을 일으킬 수 있음.

⑤ 이상 압력 환경
- 대기압(약 1기압)보다 아주 높거나 낮은 환경에서 오랜 기간 작업하면 고산병, 잠함병, 항공병 등이 발생할 수 있음.

> **잠함병의 4대 증상**
> - 피부 소양감, 팔다리 관절통
> - 척추의 전색증 및 마비
> - 속귀(내이) 및 미로의 장애
> - 뇌내 혈액 순환장애 및 호흡기계 장애 등

⑥ 소음성 난청
(1) 3,000~6,000Hz의 고음역
(2) 소음성 난청의 초기 증상을 나타내는 음역 : 4,000Hz 영역
(3) 90phone 이상의 작업장에서 1일 수 시간씩 작업 시 발생

  * 위험 요인 : 고지혈증, 당뇨, 유기용제, 흡연, eye-color, 갑상샘 호르몬

소음에 의한 속귀 손상의 양상과 정도에 미치는 Factors

- 소음의 강도
- 소음의 주파수
- 소음 폭로 기간
- 개인의 감수성

7 진동에 기인하는 질병

- 레이노드씨 병

8 규폐증 (silicosis)

(1) 대표적인 진폐증으로 유리규산의 분진 흡입으로 허파에 만성 섬유증식을 일으키는 질환
(2) 3대 직업병 : 납 중독. 벤젠 중독, 규폐증

　　＊진폐증에서는 폐포에 섬유증식증 여부가 가장 중요

(3) 합병증 (4가지 중요한 합병증)
　　- 가장 흔한 사망 원인
　　① 폐기종
　　② 폐결핵
　　③ 폐성심
　　④ 호흡부전
　　⑤ 비특이성 폐장염
　　⑥ 폐종양

　　＊폐암과는 무관함.

단원정리문제

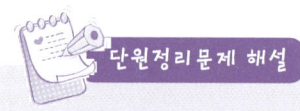

01 납 중독의 4대 증상으로 맞게 된 것은?

| 가. 연빈혈 | 나. 염기성 과립 적혈구 수 증가 |
| 다. 연연 | 라. 소변의 corprorphyrin 검출 |

① 가, 나, 다 ② 가, 다 ③ 나, 라
④ 라 ⑤ 가, 나, 다, 라

▶ 납 중독의 4대 증상
  - 연빈혈
  - 연연(황화연이 치은에 침착된 것)
  - 염기성 과립 적혈구 수 증가
  - 소변의 corprorphyrin 검출

02 3대 직업병으로 맞는 것은?

① 납 중독, 벤젠 중독, 규폐증
② 납 중독, 벤젠 중독, 카드뮴 중독
③ 수은 중독, 벤젠 중독, 규폐증
④ 납 중독, 크롬 중독, 규폐증
⑤ 납 중독, 벤젠 중독, 잠함병

▶ 3대 직업병
  - 납 중독
  - 벤젠 중독
  - 규폐증

03 피로의 증상 중 틀리게 설명한 것은?

① 혈당치가 높아진다.
② 맥박이 느려지고 혈압은 높았다가 낮아진다.
③ 체온 조절 기능의 장해를 초래한다.
④ 오줌량이 줄고 진한 갈색을 나타낸다.
⑤ 지각이 둔해지고 체온은 높았다가 낮아진다.

▶ 맥박은 빨라지고, 지각이 둔해지며, 체온은 높았다가 낮아진다.

정답 : 1.⑤ 2.① 3.②

04 잠함병의 증상이 아닌 것은?

① 피부 소양감, 팔다리 관절통 ② 척추의 전색증 및 마비
③ 속귀 및 미로의 장애 ④ 뇌내 혈액 순환장애
⑤ 소화기계 장애

05 육체적 근로강도의 지표에서 강노동에 해당하는 RMR은?

① 1 이하 ② 1~2 ③ 2~4
④ 4~7 ⑤ 7이상

06 열중증의 종류와 특성에 대한 설명 중 올바르지 않은 것은?

① 열허탈증 : 말초혈액순환의 부전으로 순환 부진이다.
② 열허탈증 : 혈관신경의 부조절, 심박출량 감소, 피부혈관의 확장, 탈수 등이 원인이다.
③ 열경련 : 체내 수분 및 염분의 손실이 간접적인 발생 원인이 된다.
④ 울열증 : 체온 조절의 부조화로 뇌온 상승에 의한 중추신경장애가 원인이다.
⑤ 열쇠약증 : 만성적 체열 소모로 발생되므로 만성 열중증이라 한다.

07 이따이이따이병, 폐기종, 신장애, 단백뇨을 일으키는 물질은?

① 수은 ② 크롬 ③ 카드뮴
④ 벤젠 ⑤ 납

단원정리문제 해설

▶ 잠함병의 4대 증상
  - 피부 소양감, 팔다리 관절통
  - 척추의 전색증 및 마비
  - 속귀(내이) 및 미로의 장애
  - 뇌내 혈액 순환장애 및 호흡기계 장애 등

▶ - RMR이 1 이하 : 경노동
  - RMR이 1~2 : 중등노동
  - RMR이 2~4 : 강노동
  - RMR이 4~7 : 중노동
  - RMR이 7 이상 : 격노동

▶ ③ 체내 수분 및 염분의 손실은 직접적인 발생 원인이 된다.

▶ - 수은 : 미나마타병
  - 크롬 : 비중격천공증, 폐암
  - 벤젠 : 재생불량성 빈혈
  - 납 : 빈혈

정답 : 4.⑤ 5.③ 6.③ 7.③

08 여성근로자의 보호를 위해서 고려해야 할 조건 중 틀리는 것은?

① 주 작업의 근로강도는 RMR 1.0 이하일 것
② 중량물 취급 업무는 중량을 제한할 것
③ 생리휴가·산전·산후 각 6~8주 간의 휴가를 줄 것
④ 서서하는 작업은 연속 작업시간을 제한하고, 휴식의 횟수와 그 시간을 고려할 것
⑤ 손의 과도 사용 시 작업 조건을 개선할 것

▶ 근로강도는 2.0 이하, 중량 제한을 16세 이하로서 연속 작업은 8kg, 16~18세는 15kg, 18세 이상은 20kg

09 산업재해 지수가 틀리게 기재된 것은?

① 강도율 = [(재해 건수)/(손실 작업 일수)]×1,000
② 도수율 = [(재해 건수)/(연 근로시간 수)]×1,000,000
③ 건수율 = [(재해 건수)/(평균 실근로자 수)]×1,000
④ 평균 손실 일수 = [(손실 작업 일수)/(재해 건수)]×1,000
⑤ 연 천인율 = [(연간 재해 건수)/(연평균 근로자 수)]×1,000

▶ 강도율 = [(손실 작업 일수)/(연 근로시간 수)]×1,000

10 소음의 허용 기준 중 틀린 것은?

① 지속음의 폭로 한계는 90dB(A)이다.
② 충격음의 최고음도 폭로 한계는 140dB(A)이다.
③ 평생 총 폭로량은 150dB(A) 이하이다.
④ 지속음의 폭로 한계는 140dB(A)이다.
⑤ 환경법 상 대상 소음도에서 보정표에 의한 평가 소음도는 50dB(A) 이하이다.

▶ 지속음의 폭로 한계는 90dB(A) 이하이다.

정답 : 8.① 9.① 10.④

11 이상 기압 하에서 작업함으로써 오는 질환이 아닌 것은?

① 고산병　　　② 항공병
③ 안구진탕증　④ 잠함병
⑤ 저산소증

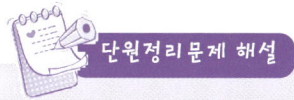

▶ 안구진탕증은 조명의 불량으로 인하여 온다.

12 폐포에 침착율이 가장 높은 먼지의 크기는?

① $0.5~5.0\mu$　　② $1~10\mu$
③ $0.01~0.5\mu$　④ $5~20\mu$
⑤ $30~100\mu$

▶ 대기 중 먼지의 입자 크기 : $1~10\mu$

13 소음성 난청의 초기 증상을 나타내는 Hz로 맞는 것은?

① 500Hz　② 1,000Hz　③ 2,000Hz
④ 4,000Hz　⑤ 6,000Hz

▶ 초기의 청각장애는 4,000Hz를 중심으로 한 청력 손실이 가장 현저하고, C5-dip 현상이라 한다.

14 근로기준법에 의한 1일 근로 시간과 주당 근로 시간은?

① 1일 8시간, 주당 42시간
② 1일 9시간, 주당 56시간
③ 1일 9시간, 주당 54시간
④ 1일 8시간, 주당 44(40)시간
⑤ 1일 8시간, 주당 36시간

▶ 근로 시간은 1일 8시간, 주당 44(40)시간을 초과할 수 없게 되어 있다.

정답 : 11_③ 12_② 13_④ 14_④

MEMO

Chapter 6

역학

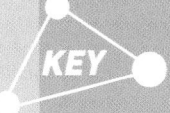

- 역학은 역병을 연구하는 학문이라는 의미에서 사용된 것이지만, 오늘날 역학의 의미는 비감염성 질활, 기타 각종 현상에 대한 원인 규명의 학문적 기능 등 다양한 영역에서 사용하게 되었습니다.

- 따라서 역학은 인간 집단을 대상으로 질병의 발생이나 분포 및 유행 경향을 밝히고 그 원인을 규명함으로써 그 질병에 대한 예방대책을 강구할 수 있도록 하는데 목적을 둔 학문이라 할 수 있습니다.

- 이번 chapter에서는 역학의 총재적인 이해와 역학의 분류, 여러 역학 조사들의 특성과 시간적 현상에 따른 감염병의 유행 변화에 대하여 알아보도록 하겠습니다.

꼭! 알 아 두 기

1. 역학의 역할
2. 역학 조사의 예
3. 질병 발생 모형
4. 역학의 분류(기술, 분석, 실험, 이론)
5. 역학 조사의 특성과 장, 단점(단면 조사, 전향성 코호트 연구… 등)
6. 발생률과 유병률의 관계
7. 추세 변화, 주기 변화, 계절적 변화, 불규칙 변화의 정의와 유행 감염병

CHAPTER 06 역학

1 역학의 개념

1 역학의 정의
- 인간 집단에 발생하는 사건의 빈도와 분포를 기술하고, 이를 결정하는 요인을 규명하여 예방 수단을 개발하고자 하는 학문

  *역학은 대중을 위한 진단 도구, 임상의학은 개개인의 환자를 위한 진단 도구

2 역학의 목적
(1) 이론 역학적 방법 : 독자적인 방법으로 연구 진행
(2) 기술 역학적 방법 : 인간 집단의 건강 및 질병의 발생, 분포를 조사하고 기술
(3) 분석 역학적 방법 : 발생 원인 추측
(4) 실험 역학적 방법 : 질병 발생의 원인 발견
    ⇒ 결과적으로 정확한 예방대책을 수립하고자 하는 것

3 역학의 역할
(1) 질병의 자연사에 대한 기술적 역할
(2) 질병 발생의 원인 규명 역할
(3) 질병 발생의 유행 여부 및 감시의 역할
(4) 보건사업의 기획과 평가 자료의 제공 역할
(5) 임상 분야에 활용하는 역할

4 역학 조사의 예
(1) J. Snow의 콜레라 역학 조사
 - '콜레라를 앓고 있는 환자의 발생 지역과 식수를 공급받는 상수도원의 지역이 일치한다.' 영국 Broad Street를 중심으로 발생한 콜레라의 역학 조사 결과로 콜레라 감염은 인간의 상호 왕래로 전파되며, 환자와 접촉한 사람에게 주로 발병하고, 빈곤자와 군집 생활과 관계가 있으며, 임상적인 위장계에 침범하는 질병이라고 밝힘.
(2) Goldberger의 펠라그라 역학 조사
 - 환자는 이른 봄과 저소득층, 시설(고아원, 정신병원)에 수용되어 있는 수용자들 중에서 많이 발생했으

나, 수용 시설에 근무하는 의사나 간호원들 중에는 펠라그라 환자가 없다는 점에서 감염병이 아닐 것이라는 생각 → 옥수수를 주식으로 하며, 고기나 우유 섭취가 적은 사람들에게서 발생 → 옥수수 주식이 질병의 원인일 것이라 생각함 → 영양 결핍에 기인한다는 것을 입증하고자 실험 역학을 실시

(3) Doll 등의 폐암에 관한 역학 조사
- Doll 등은 폐암으로 사망한 사람을 대상으로 흡연과 폐암과의 관계를 조사한 결과 통계적 유의성의 인정, 비교위험도가 큰 점, 흡연량과 반응 관계가 성립됨을 인정

2 질병 발생 원인의 역학적 개념

1 삼각형 모형설(Triangle model)

(1) 병인적 요인
① 질병이 발생되는데 있어 직접적인 요인이 된다고 볼 수 있는 병원체
   a. 생물학적 인자 : 바이러스, 세균 등
   b. 물리적 인자 : 기온, 기류, 자외선, 방사선 등
   c. 화학적 인자 : 유해 가스 등
② 질과 양 등에 의해 작용이 다르기 때문에 질병 발생 시 변수로 작용

(2) 숙주적 요인
- 숙주의 질병에 대한 감수성, 저항력의 정도, 크기에 따라 질병 발생 유무는 다름.
① 생물학적 인자 : 성, 연령 등
② 형태학적 인자 : 직업, 사회 경제적 수준, 결혼 상태, 가족 상태 등
③ 체질적 인자 : 선천적 면역성 및 건강 상태, 영양 상태 등

(3) 환경적 요인
- 숙주의 질병에 대한 감수성을 증가시키는 방향으로 작용, 병원체에 유리한 방향으로 작용하게 되어 질병이 발생
① 생물학적 환경 : 병원소, 매개곤충, 기생충의 중간 숙주 등
② 물리적 환경 : 기후, 실내 환경, 지리적 조건, 계절의 변화 등
③ 사회적 환경 : 인구 밀도, 생활 형태, 직업, 풍습 등

2 원인망 모형설(Web of causation)
- MacMabon, '질병의 발생은 어떤 하나만의 원인에 의해서가 아니라 복합적인 위험 요소들이 서로 얽혀서 발생한다'는 것으로서 거미줄형이라고 함.

3 수레바퀴 모형설(Wheel model)
(1) 질병이 발생되는데 있어서 인간과 환경과의 상호 관계를 설명하려는 이론
(2) 원의 중심부에는 사람의 유전적, 체질적 등의 선천적 특성이고, 그 밖을 둘러싼 환경은 생물학적, 사회

적, 물리·화학적 환경으로 나뉘어 숙주에 영향을 미침.
(3) 환경과 사람 개개인의 내재된 특성이 서로 얼마만큼 큰 비중으로 작용하느냐에 따라 질병 발생의 특성 또한 달라진다는 이론

3 역학 연구의 방법

1 기술 역학
(1) 있는 그대로의 상황을 파악하여 역학적 특성의 기술 및 원인에 대한 가설을 유도
(2) 인구 집단 내에 질병, 병적 상태, 사망 등의 규모와 분포를 인적, 지리적, 시간적이라는 세 가지 측면에서 특성을 기술
(3) 특정 지역의 건강 수준과 보건의료 수요 등의 추정에 필요한 정보를 제공
(4) 분석 역학적 방법으로 검증할 가설을 제공
(5) 그 집단의 특성에 따라 기록하여 조사하는 1단계적 역학
① 인적 특성(Who) : 연령, 성별, 인종, 교육 정도, 사회·경제 수준, 직업이나 가족 상태
② 지역적 특성(Where) : 범세계적 특성, 전국적 특성, 지방적 특성
③ 시간적 특성(When) : 질병 유행의 주기적, 계절적 변화
④ 질병 발생의 원인적 특성(What)

2 분석 역학
- 관찰을 통하여 알게 된 질병과 그 요인, 속성과의 인과 관계를 규명해 내는 방법
- 기술 역학에서 조사된 질병의 분포와 발생에 관련된 특정 인자의 결과를 바탕으로 질병 발생에 대한 가설을 설정 → 가설 검정(2단계적 역학)
- 시간적인 특성으로 설명 : 단면조사 연구, 현재의 시점에서 현상 연구
  환자-대조군 연구, 현재 시점에서 과거로 거슬러 연구
  전향성 코호트 연구, 현재의 원인에 따라 앞으로의 결과를 추적 조사

(1) 단면 조사 연구(= 상호 관계 연구, 유병 조사)
① 개념
 - 대표적인 예, 설문지 조사 : 한 시점에서 원인으로 생각되는 요인들과 해당 질병이 있는 집단에 대하여 동시에 조사함으로써 서로 간의 관련성을 비교하는 연구 방법
② 장점
 a. 비교적 단시간 내에 결과를 얻을 수 있음.
 b. 동시에 여러 종류의 질병과 요인과의 관련성을 연구할 수 있음.
 c. 해당 질병의 유병률을 구할 수 있음.
 d. 환자대조군 연구보다 편견이 적음.
 e. 상대위험도의 추정이 가능
 f. 연구 결과의 모집단 적용이 가능

③ 단점
　　a. 표본의 규모가 커야 함.
　　b. 유병률이 낮은 질병의 연구는 전향성 코호트 조사와 마찬가지로 조사가 곤란함.
　　c. 질병과 관련 요인과의 선·후 관계를 알 수 없음.
④ 활용
　　a. 변하지 않는 요인과 질병과의 관계를 알 수 있음.
　　b. 환자 대조군 연구에서 원인적 연관성이 의심되는 질병을 알 수 있음.

(2) 환자
　① 대조군 연구(= 후향성 조사, 기왕 조사, 병력 조사, 환자-병력 조사)
　② 개념
　　a. 연구의 시간적인 특성이 현재에서 과거로 진행
　　b. 환자군을 선택하고 비교성이 높은 대조군을 선정하여 두 그룹 간에 의심되는 인자나 속성에 폭로된 정도를 비교 검토하여 의심되는 요인과 질병 발생과의 원인 관계를 규명하는 방법
　③ 장점
　　a. 시간, 경비, 노력 절약
　　b. 연구 대상자의 수가 적어도 가능
　　c. 희귀한 질병이나 잠복 기간이 긴 질병의 연구 가능
　　d. 기존 자료의 활용 가능
　　e. 의심되는 다수의 원인을 동시에 검증할 수 있음.
　④ 단점
　　a. 기억이 의존해야 하므로 편견이 많이 작용
　　b. 대조군을 선정하는 데 있어 비교성이 높아야 하므로 선정이 어려움.
　　c. 위험도를 구할 수 없음.
　　d. 인과 관계의 질을 확인할 수 없음.
　⑤ 활용
　　- 희귀한 질병, 원인이 작용하여 발병까지의 기간이 긴 질병, 비교적 발생률이 낮고, 잠복기가 길 것으로 추정되는 만성 질환에 이용

(3) 전향성 코호트 연구
　① 개념
　　- 질병 원인과 관련이 있다고 생각되는 위험 요인에 노출된 집단과 노출되지 않은 집단을 사전에 구분해 두고, 이 두 집단을 계속 추적 관찰하면서 질병 발생에 어떤 차이가 나는 지를 비교하는 연구 방법
　② 장점
　　a. 결과를 모집단에 적용하는 것이 가능
　　b. 수집된 정보들의 편견이 비교적 적음.
　　c. 대상 질병의 자연사를 알 수 있음.
　　d. 위험 요인 노출에서부터 질병 발생의 전 과정을 확인할 수 있음.
　　e. 위험도를 구할 수 있음.

③ 단점
  a. 경비, 노력, 시간이 많이 필요
  b. 발병률이 높은 질병이어야 함.
  c. 연구 대상자의 요인 변화나 탈락으로 인해 추적 조사 하는데 차질이 생김.
  d. 연구 기간이 길어짐에 따라 연구자들의 변동에 의한 추적 조사에 차질이 발생할 수 있음.
④ 활용
  - 발생률이 높은 질병이나 원인에 폭로되어 발병까지의 기간이 짧은 질병, 환자 대조군 연구로 인과 관계가 어느 정도 확인된 질병에 적용 가능

(4) 질병 발생의 위험도
  ① 개념
    a. 도출된 결과를 바탕으로 인과 관계가 성립이 되는지를 알기 위해 위험도를 측정해야 하는데, 이는 그 위험 요인이 질병 발생에 얼마나 영향을 미치는지를 알 수 있음.
    b. 측정 방법으로 비교위험도(상대위험도)와 귀속위험도(기여위험도)가 있음.
  ② 비교위험도
    - 위험 요인에 폭로된 집단에서의 질병 발생률이 위험 요인에 폭로되지 않은 집단에서의 질병 발생율에 비해 몇 배나 더 높은가를 볼 수 있는 개념
    • 비교위험도 > 1 = 폭로군이 특정 질환에 걸릴 위험도가 큼.
    • 비교위험도 < 1 = 폭로군이 특정 질환에 걸릴 위험도가 낮음.
  ③ 귀속위험도
    - 위험 요인에 폭로된 집단의 질병 발생률 : 위험 요인에 폭로되지 않은 집단의 질병 발생률 위험 요인이 그 질병 발생에 얼마나 기여하는지를 알 수 있는 개념

3 실험 역학

(1) 질병의 원인 규명, 예방, 의료적 방법의 개발 및 보건사업의 평가를 연구하기 위해 사용
(2) 실험군과 대조군을 추적 관찰함으로써 외부 자극의 효과를 비교
(3) 연구 대상자를 장기간 추적 관찰한다는 점에서 전향성 코호트 연구와 비슷, 차이점은 전향성 코호트 연구 조사를 관찰적 방법, 실험 역학은 외부 자극이 개입됨.
(4) 역학적 연구의 최종적인 단계에서 수행, 관찰 역학을 통해서 얻어진 가설을 검증할 때 사용
(5) 장점
  a. 연구하고자 하는 요인들이 연구자에 의해 조작 가능
  b. 인과 관계를 가장 정확히 알 수 있음.
  c. 시간의 속발성에 대한 판단을 할 수 있음.
(6) 단점
  a. 도덕적 · 윤리적 문제 발생
  b. 실험 결과의 실제 적용에 한계점을 가지고 있음.

4 이론 역학

- 여러 가지 역학적 현상을 일반화된 가정에 근거를 두고 설정된 수학 모형에 적용하여 얼마나 잘 들어맞는지를 검정함으로써 대상 역학 현상의 일반화 및 전제된 가정들이 얼마나 타당한 가를 보는 방법
- 가정의 검정과 질병 발생의 양상을 예견하는데 유용하나, 모형 자체가 가정에 의존하므로 가정이 타당해야만 이용이 가능함.
- 유행 양상의 파악 및 예견과 유행 기전이 설명에 활용됨.
- 감염병의 발생 모델과 유행 현상을 수리적으로 분석하여 이론적으로 유행 법칙이나 현상을 수식화하는 3단계 역학
- 감염병 유행의 역학적 현상을 이론·역학적 입장에서 정리하면 다음과 같은 특성으로 분류한다.

(1) 시간적 현상

① 추세 변화(장기 변화)
    a. 주로 질병의 발생이나 사망의 신고 자료에 의해서 얻게 됨.
    b. 수 십년 또는 수 백년을 주기로 유행하는 특성이 있는 것
    c. 장티푸스(30~40년 주기), 디프테리아(10~24년 주기), 인플루엔자(약 30년 주기) 등

② 주기 변화(순환 변화, 단기 변화)
    a. 어떤 질병의 유행이 수 년을 반복으로 이루어지는 것을 말함.
    b. 유행성 독감(3~6년), 백일해(2~4년), 홍역(2~3년)

③ 계절적 변화
    a. 계절에 따른 질병률, 사망률의 변화가 매번 비슷한 양상을 보이는 것을 말함.
    b. 넓은 의미로 주기 변화에 속하나 1년을 주기로 질병이 발생하는 것을 말함.
    c. 여름철에는 소화기계 감염병, 겨울철에는 호흡기계 감염병이 유행
    d. 쯔쯔가무시병, 렙토스피라증 및 신증후군 출혈열 등은 가을철에 유행

④ 불규칙 변화
    a. 어떤 시간적 특징을 나타내지 않고 돌발적으로 질병이 발생하여 집중적으로 많은 환자가 발생하는 경우
    b. 외래 감염병의 국내 침입 시 돌발적으로 유행하는 경우, 콜레라, 페스트 등

(2) 지리적 현상
- 지리적 특성에 따라 지역적으로 유행하는 질병의 종류가 다름.

(3) 생물학적 현상
- 연령, 성별, 종족별 특성에 따라 질병의 유행 양상이 다름.

(4) 사회적 현상
- 도시, 농어촌, 인구 밀도, 교통, 사회·문화·경제 계층, 의료수혜도, 직업의 종류 등 사회적 특성에 따라서 질병의 유행이 다름.

단원정리문제

01 기술 역학에 대한 설명 중 맞지 않는 것은?

① 인구 집단 내에 질병, 병적 상태, 사망 등의 규모와 분포를 인적, 지리적, 시간적이라는 세 가지 측면에서 특성을 기술
② 분석 역학적 방법으로 검증할 가설을 제공
③ 특정 지역의 건강 수준과 보건의료 수요 등의 추정에 필요한 정보를 제공
④ 그 집단의 특성에 따라 기록하여 조사하는 2단계적 역학
⑤ 있는 그대로의 상황을 파악하여 역학적 특성의 기술 및 원인에 대한 가설을 유도

▶ 그 집단의 특성에 따라 기록하여 조사하는 1단계적 역학

02 어떤 시간적 특징을 나타내지 않고 돌발적으로 질병이 발생하여 집중적으로 많은 환자가 발생하고, 외래 감염병의 국내 침입 시 돌발적으로 유행하는 경우가 많은 변화는?

① 추세 변화
② 주기 변화
③ 계절적 변화
④ 불규칙 변화
⑤ 순환 변화

▶ 불규칙 변화
 - 어떤 시간적 특징을 나타내지 않고 돌발적으로 질병이 발생하여 집중적으로 많은 환자가 발생하는 경우
 - 외래 감염병의 국내 침입 시 돌발적으로 유행하는 경우 → 콜레라, 페스트 등

03 1년을 주기로 질병이 발생하는 계절적 변화에서 가을철에 많이 유행하는 감염병은?

가. 쯔쯔가무시병	나. 렙토스피라증
다. 신증후군 출혈열	라. 장티푸스

① 가, 나, 다
② 가, 다
③ 나, 라
④ 라
⑤ 가, 나, 다, 라

▶ 장티푸스는 30~40년 주기로 추세 변화(장기 변화)에 속한다.

정답 : 1_④ 2_④ 3_①

04 질병 발생이나 유행 현상을 수리적으로 분석하여 수식화하는 3단계 역학은?

① 기술 역학 ② 분석 역학
③ 이론 역학 ④ 실험 역학
⑤ 임상 역학

▶ 3단계 역학은 이론 역학이다.

05 단면조사의 장점이라 할 수 있는 것은?

① 결과를 모집단에 적용하는 것이 가능하다.
② 수집된 정보들의 편견이 비교적 적다.
③ 대상 질병의 자연사를 알 수 있다.
④ 위험 요인 노출에서부터 질병 발생의 전 과정을 확인할 수 있다.
⑤ 비교적 단시간 내에 결과를 얻을 수 있다.

▶ ⑤ 단면조사의 장점

06 콜레라의 역학적 전파 양상을 최초로 잘 설명한 사람은?

① Koch ② John Snow
③ Gorden ④ Goldenstein
⑤ Lister

▶ 영국의 John Snow가 콜레라 발생을 최초로 역학적으로 규명하였다.

07 역학의 인자 중에서 환경적 인자에 속하는 것은?

① 성 ② 연령 ③ 인종
④ 직장 ⑤ 체질

▶ 질병의 3대 인자
- 병인 : 미생물(병원체), 물리·화학적 요소, 유전적 인자 등
- 숙주 : 성, 연령, 인종, 개인적 체질, 면역, 직업 등
- 환경 : 기후, 지형, 직업, 주거, 전파체, 인구 분포, 사회 구조, 경제적 환경 등

정답 : 4_③ 5_⑤ 6_② 7_④

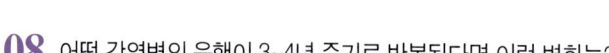

08 어떤 감염병의 유행이 3~4년 주기로 반복된다면 이런 변화는?

① 장기 변화
② 주기적 변화(순환 변화)
③ 불규칙 변화
④ 계절적 변화
⑤ 돌연유행성 변화

▶ - 추세 변화 : 10년 이상을 주기로 유행을 반복함. 장티푸스, 디프테리아, 인플루엔자 등
 - 순환 변화 : 10년 미만을 주기로 유행이 반복됨. 홍역, 백일해, 일본뇌염 등
 - 계절적 변화 : 급성 호흡기 질환(겨울), 일본 뇌염, 소화기계 질병(여름) 등
 - 불규칙 변화(돌연 유행) : 외래 감염병

09 어떤 질병의 대유행이 10년을 주기로 반복된다면 이런 변화는?

① 추세 변화
② 순환 변화
③ 불규칙 변화
④ 돌연 유행성 변화
⑤ 계절적 변화

▶ 8번 해설 참조

10 발생률과 유병율이 거의 같은 경우는 다음 중 언제인가?

① 질병의 이환 기간이 길 때
② 질병의 이환 기간이 짧을 때
③ 한 지역에 많은 질병이 발생할 때
④ 치명률이 낮을 때
⑤ 만성 감염병이 유행할 때

▶ - 급성 감염병 : 발생률은 높고, 유병률은 낮다.
 - 만성 감염병 : 발생률은 낮고, 유병률은 높다.
 - 이환 기간이 짧은 질병 : 발생률과 유병률이 거의 같다.

11 역학적으로 보아 겨울철에 발병률이 높은 감염병은?

① 콜레라
② 인플루엔자
③ 세균성 이질
④ 파라티푸스
⑤ 장티푸스

▶ - 겨울철에 발병율이 높은 감염병 : 호흡기 질병
 - 여름철에 발병율이 높은 감염병 : 소화기계 감염병

정답 : 8_② 9_① 10_② 11_②

12 단면조사 연구의 설명으로 옳지 않은 것은?

① 표본의 규모가 커야 한다.
② 원인으로 생각되는 요인과 해당 질병 사이의 관련성을 연구한다.
③ 비교적 단시간 내에 결과를 얻을 수 있다.
④ 환자 대조군 연구보다 편견이 적다.
⑤ 질병과 관련 요인과의 선·후 관계를 알 수 있다.

▶ 질병과 관련 요인과의 선·후 관계를 알 수 없다. 알 수 있는 것은 전향성 코호트 연구이다.

13 환자-대조군 연구의 단점으로 맞는 것은?

① 기억에 의존해야 하므로 편견이 많이 작용한다.
② 연구 대상자의 수가 적어도 가능하다.
③ 의심되는 다수의 원인을 동시에 검증할 수 있다.
④ 기존 자료의 활용 가능하다.
⑤ 시간, 경비, 노력이 절약된다.

▶ ①은 환자-대조군 연구의 단점이다.

14 전향성 코호트 연구에 대한 설명으로 옳지 않은 것은?

① 결과를 모집단에 적용하는 것이 가능하다.
② 경비, 노력, 시간이 많이 필요하다.
③ 수집된 정보들의 편견이 비교적 적다.
④ 연구 기간이 길어짐에 따라 연구자들의 변동에 의한 추적 조사에 차질이 발생할 수 있다.
⑤ 희귀한 질병이나 잠복 기간이 긴 질병의 연구 가능하다.

▶ ⑤는 환자-대조군 연구의 설명이다. 전향성 코호트 연구를 하기 위해서는 발병률이 높은 질병이어야 한다.

정답 : 12_⑤ 13_① 14_⑤

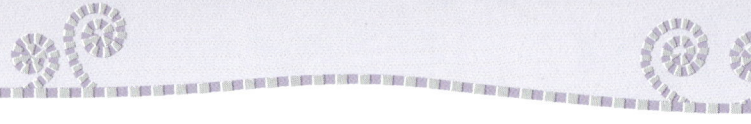

15 질병 발생 역학 모델 중 삼각 모형과 수레바퀴 모형이 공통적으로 강조하고 있는 것은?

① 생물학적 병인 다양성
② 간접 연관성 중요성
③ 병인의 다요인성
④ 숙주의 유전 소인 중요성
⑤ 병인, 숙주, 환경의 상호 연관성

▶ - 삼각 모형과 수레바퀴 모형은 질병 발생을 생태학적 모형으로 파악한 개념임. 생태학적 모형에서 질병은 병인, 숙주, 환경 중 어느 한 요인에 의해서만 발생하는 것이 아니고 여러 요인들이 상호 작용한 결과 인간에게 나타난 한 현상이라고 파악함.

16 질병 발생률의 차이에 가장 큰 영향을 주는 것은?

① 성　　　　　　② 인종
③ 연령　　　　　④ 직업
⑤ 사회·경제적 상태

▶ - 질병 발생과 사망에 영향력이 가장 큰 변수는 연령임.

17 환자 대조군 연구에 대한 설명으로 맞는 것은?

① 여러 질병과 병인에 대해 동시에 연구가 가능하다.
② 진단 기준 변화로 환자 대상이 바뀔 수가 있다.
③ 오랜 시간과 비용이 소요된다.
④ 본 연구에서 연구 대상 숫자를 측정할 수 있다.
⑤ 코호트 연구와 비교하여 흔한 질병에서 연구가 용이하다.

▶ ① 단면조사 연구의 장점
② 코호트 연구의 단점
③ 코호트 연구의 단점
⑤ 희귀한 질환에서도 연구가 가능함.

정답 : 15_⑤　16_③　17_④

Chapter 7

감염병 관리

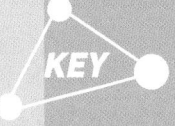

- 우리 인간은 누구나 질병을 피하고 건강을 유지하려는 노력을 계속하고 있으며, 이러한 노력은 인류 역사와 더불어 시작되었을 것으로 보입니다.
- 지난날 우리 인류에게 가장 큰 고통을 주었던 것은 감염병으로서, 인명의 대량 손실뿐만 아니라 국력의 약화, 패전, 경제적 손실, 사회적 불안 등의 인류 역사에 상당한 영향을 주어왔던 것이 사실이며, 오늘날에도 건강과 생명을 위협하는 많은 감염병이 유행하고 있어 보건 상 큰 문제점으로 남아 있기에 이에 대해 아는 것은 매우 중요합니다.
- 이번 chapter에서는 감염병의 유행과 인수공통 감염병, 전파 매개체, 인체의 면역, 법정 감염병, 예방접종 기간에 대하여 알아보겠습니다.

> 꼭!  기
>
> 1. 감염병의 유행조건과 유행 양상
> 2. 환자와 보균자에 대한 이해(불현성 감염, 잠복기 보균자… 등)
> 3. 인수공통 감염병(동물과 옮기는 질환 서로 연결)
> 4. 활성 매개체 전파(전파의 종류와 매개곤충의 연결)
> 5. 개달물
> 6. 면역
> 7. 감염병의 생성 과정
> 8. 각각의 법정 감염병의 정의와 감염병의 종류 연결
> 9. 예방접종 기간

CHAPTER 07 감염병 관리

1 감염병

1 감염성 질환

(1) 감염성 질환
- 병원체의 감염으로 발생한 질병

(2) 감염병
① 감염성 질환이 감염성을 가지고 새로운 숙제에게 감염을 시켜 질병이 발생하는 것
② 한 환자를 통하여 여러 사람의 새로운 환자를 발생시킬 수 있는 질병

2 감염병의 유행 조건과 유행 양상

(1) 유행 조건
① 감염원으로서 질적, 양적으로 충분한 병원체를 내포하고 있어야 함.
② 감염 경로는 감염과 숙주를 연결시키는 전파체가 많이 존재하고 있어야 함.
③ 감수성이 높은 숙주 집단이 클 때 크게 유행하게 됨.
④ 감염병 발생의 3요소 상태에 따라 감염병 유행의 양상이 달라짐.

  ＊ 감염병 발생의 3요소 : 감염병(병원체), 환경(전파체), 숙주 집단의 감수성 상태

(2) 유행 양상
① 한정된 지역 또는 집단에 있어서 일정 기간 동안 질병이 보통 때에 비하여 높은 빈도로 발생되는 것을 유행이라고 함.
② 범세계적 유행 : 전 세계적으로 유행하는 경우
③ 지역적 유행 : 한 지역에 국한하여 유행하는 양상
④ 산발적 유행 : 시간적이나 지역적으로 소수의 환자가 산발적으로 발생하는 경우

2 감염병의 발생 과정

1 병원체

(1) 병원체의 종류

① 세균 : DNA, RNA 둘 다 가지고 있음.
  a. 간균(bacillus) : 막대기 형태인 세균으로 장티푸스, 디프테리아, 결핵 등
  b. 구균(coccus) : 원형 형태의 세균으로 폐렴균, 임균, 포도상구균, 연쇄상구균 등
  c. 나선균(spirilum) : 나선형 모양을 보이는 균으로 매독균

② 바이러스 : 살아있는 세포에만 증식
  - 에이즈, 일본뇌염, 간염, 홍역, 폴리오, 인플루엔자, 유행성 이하선염, 광견병 등

③ 리켓치아 : 세균과 바이러스의 중간 크기로 살아있는 세포 안에서만 기생하는 특성
  - 발진티푸스, 발진열, 쯔쯔가무시 병(양충병), 록키산 홍반열, Q열, 참호열

  *바이러스와는 다른 점 : 세균과 유사한 화학적 성분을 갖고 있어 화학요법제에 대하여 감수성이 있음.

④ 스피로헤타
  a. 세균류와 원충류의 중간에 위치한 미생물
  b. 매독, 와일즈병, 재귀열 등을 질병을 제외하고는 인체에 병원성이 없는 것

⑤ 진균 또는 사상균
  a. 광합성이나 운동성이 없는 생물로서 종류가 매우 다양함.
  b. 단단한 세포벽을 가지고 있음.
  c. 백선, 칸디다증, 무좀 등 피부병을 일으킴.

⑥ 원충류
  a. 단세포 동물로서 중간숙주에 의하여 전파
  b. 말라리아, 아메바성

(2) 병독성과 감염성

① 병원체의 독력
  - 숙주에게 질병을 일으키게 하는 능력으로 독성, 침습력, 감염을 조장시키는 물질이 관계 병원체의 독력과 치명률과 관계가 있음.

② 병원체가 분비하는 독소
  - 신경독소, 장독소

③ 병원체의 감염성
  - 숙주에서 다른 숙주로 병원체가 옮겨가는 능력

2 병원소

- 병원체가 생활하고 증식을 계속하여 다른 숙주에 전파될 수 있는 상태로 머무는 장소
- 인간 병원소(환자, 보균자), 동물 병원소(소, 말, 돼지, 개), 토양
- 병원체가 생존하면서 증식을 하자면 자기 나름대로의 특정한 병원소를 필요로 함.

(1) 환자
  ① 병원체에 감염되어 타각적, 자각적으로 임상 증상이 있는 모든 사람을 가리킴.
  ② 병원체가 인체 내에 침입 → 체내의 조건에 따라 증상이 다양하게 나타남.
  ③ 현성 감염
    - 병원체가 숙주에 감염되어 자각적, 타각적으로 임상 증상을 나타내는 사람
  ④ 불현성 감염
    - 숙주 내에 병원체가 침입은 하였으나 임상적인 증상은 나타나지 않는 것으로 면역학적 방법이나 미생물학적 방법에 의해서만 검출이 가능
  ⑤ 혼합 감염
    - 2종 이상의 병원균이 함께 침입되어 있는 경우
  ⑥ 자가 감염
    - 자기 자신이 가지고 있는 병원체에 자신이 다시 감염되는 것

(2) 보균자
  - 자각적, 타각적으로 임상 증상이 없는 병원체 보유자로 증상이 없음에도 균을 배출시켜 감염원으로 작용하는 사람을 말함.
  ① 건강 보균자
    - 병원체가 숙주 내에 침입하였으나 불현성 감염으로 아무런 증상을 보이지 않고 균만 배출
      예 디프테리아, 폴리오, 일본뇌염
  ② 잠복기 보균자
    - 병원체가 숙주에 침입하여 임상 증상이 나타나기 이전인 잠복 기간 중에 균을 배출
      예 유행성 이하선염, 디프테리아, 홍역, 백일해, 유행성 뇌척수막염
  ③ 회복기 보균자
    - 병후 보균자라고도 하며, 임상 증상이 없어졌지만 병원체가 체내에 일부 남아 균을 계속 배출
      예 장티푸스, 파라티푸스, 디프테리아, 이질
  ④ 만성 보균자
    - 장기간 보균 상태가 계속되는 환자
      예 장티푸스, 만성 B형 간염

(3) 동물 병원소
  ① 병원체가 동물체 내에 있다가 인간 숙주에 옮겨 질병을 감염시켜주는 감염원 역할을 하는 경우
  ② 인수 공통감염병(인축 공통감염병) : 사람 및 동물에 공통적으로 질병을 옮기는 질환
    a. 쥐 : 페스트, 살모넬라증, 발진열, 서교증, 양충병, 렙토스피라증, 와일씨병
    b. 소 : 결핵, 탄저, 살모넬라증, 파상열
    c. 개 : 광견병, 톡소플라스마증
    d. 돼지 : 일본뇌염, 탄저, 살모넬라증, 렙토스피라증, 파상열, 선모충, 유구촌충
    e. 고양이 : 살모넬라증, 톡소플라스마증, 서교증
    f. 양 : 탄저, 파상열, Q열
    g. 말 : 탄저, 유행성 뇌염, 살모넬라증

(4) 토양
- 진균류와 파상풍의 병원소로 균은 흙과 먼지에 존재

3 병원체의 탈출
- 병원소에서 증식된 병원체가 탈출하여 새로운 숙주로 침입되어야 함.
(1) 소화기계를 통한 탈출
(2) 호흡기를 통한 탈출
(3) 비뇨기계를 통한 탈출
(4) 기계적 탈출
(5) 개방병소로부터 직접 탈출

4 감염병의 전파 방식
- 병원체는 병원소부터 탈출하여 새로운 숙주에게 감염되어야 계속적으로 성장, 증식이 가능

(1) 직접 전파
① 병원체가 다른 숙주로 직접적으로 전달되어 감염이 발생하는 것
② 호흡기계로 전파, 피부 접촉으로 인한 전파
③ 결핵, 인플루엔자, 상기도 감염, 디프테리아, 성병, 홍역, 태반을 통한 수직 감염

(2) 간접 전파
① 병원체가 손, 음식물, 곤충, 개달물 등 매개체를 통해 전파되는 것
② 활성 매개체 전파, 비활성 매개체 전파로 구분
③ 감염병 관리에 있어서 전파 경로를 확실히 파악하여 차단한다면 질병 발생을 감소시킬 수 있음.

(3) 활성 매개체 전파
① 절지동물, 패류, 담수어, 개구리, 뱀 등이 매개 역할을 하는 생물학적 전파
② 주로 파리, 모기, 벼룩 등 절지동물에 의한 매개로 전파되는 것이 대부분
③ 매개층의 활동 범위가 한정, 매개층이 살기에 적당한 계절이나 기온이 있어 범위가 한정
④ 기계적 전파 : 매개곤충의 체표면이나 체내에 병원체가 부착, 침입하여 병원체의 변화 없이 그대로 전파되는 것
⑤ 생물학적 전파 : 매개곤충 내에서 일정 기간 동안 발육 또는 증식의 과정을 거쳐 전파
   a. 증식형 전파 : 병원체가 매개곤충 내에서 뚜렷한 형태 변화 없이 증식만 하여 전파
      예 일본뇌염, 페스트, 재귀열, 황열
   b. 발육형 전파 : 매개곤충 내에서 생활환의 일부를 거치면서 수정 증식을 하여 전파
      예 사상충증
   c. 발육 증식형 전파 : 매개곤충 내에서 발육과 증식을 함께 거치며 전파
      예 말라리아
   d. 배설형 전파 : 병원체가 매개곤충 내에서 증식한 후 장관을 통해 배설된 후 피부 상처, 호흡기계 등으로 전파
      예 발진열, 발진티푸스

e. 경란형 전파 : 매개곤충의 난자를 통하여 다음 세대까지 전달되어 전파

> 예 록키산 홍반열, 재귀열, 쯔쯔가무시병

(4) 비활성 매개체 전파
① 우유, 물, 공기, 식품 또는 토양과 같은 무생물에 의해 전파되는 것
② 개달물에 의한 전염

*개달물 : 주사기, 침, 수건, 장난감, 식기, 침구류, 의복 등 전파 수단으로서만 역할을 하는 물체

5 새로운 숙주로의 침입

(1) 감염 : 병원체가 숙주 내로 침입

(2) 잠복기
① 감염된 후 임상 증상이 나타나기까지 소요되는 시간
② 이 기간 동안에는 인체 내 혹은 분비물에서 병원체가 발견되지 않음.

6 숙주의 저항력

- 병원체가 숙주 내로 침입하였다고 하여 모두 질병이 발생하는 것은 아님.
  숙주의 상태에 따라 발병에 크게 영향을 미침.
- 저항력 : 체내에 병원체가 침입했을 때의 방어 능력

(1) 감수성
- 병원체가 숙주에 침입하여 감염이나 발병을 막을 수 없는 상태

(2) 면역
- 어떤 특정한 감염균에 대하여 자기 몸을 방어하며, 임상 증상의 발현을 없애거나 증상 발현을 가볍게 하는 능력
- 선천면역과 후천면역으로 구분

① 능동면역
a. 숙주 자체가 스스로 면역(저항력)을 가지는 것
b. 어떤 물질(항원)의 자극에 의하여 생체 내 면역력(항체)을 갖게 하는 것
c. 능동 면역은 일반적으로 면역성이 강하고, 장기간 지속
d. 인공 능동면역은 예방접종을 통하여 생균 vaccine, 사균 vaccine, 순화 독소를 체내에 접종하여 인위적으로 얻어지는 면역을 말함.

② 수동면역
a. 다른 숙주에 의하여 형성된 면역을 받아서 획득하게 하는 면역으로 피동 면역이라고도 함.
b. 자연 수동면역, 인공 수동면역
c. 수동면역은 인공면역에 비하여 면역 효력이 빨리 나타나는 반면, 체내에서 빨리 파괴되기 때문에 효력 지속 기간은 보통 2~4 주 정도로 짧음.

3 감염병 관리 대책

1 감염병의 국내 침입 방지 대책
(1) 감염병은 토착화 되지 않고 외국의 유행 지역으로부터 유입되어 발생하는 감염병이 있음.
(2) 병원체의 유입을 완벽하게 차단하는 것이 최선의 방법
(3) 국내에서는 검역 감염병을 지정하고 철저한 관리를 실시

2 감염병의 전파 예방 대책
(1) 병원소의 제거
(2) 감염 경로의 차단

3 법정 감염병 관리

(1) 제1군 감염병
  ① 마시는 물 또는 식품을 매개로 발생하고, 집단 발생의 우려가 커서 발생 또는 유행 즉시 방역대책을 수립하여야 하는 감염병
  ② 콜레라, A형 간염, 세균성 이질, 장티푸스, 파라티푸스, 장출혈성 대장균 감염증

(2) 제2군 감염병
  ① 예방접종을 통하여 예방 또는 관리가 가능하여 국가예방접종 사업의 대상이 되는 감염병
  ② 디프테리아, 백일해, 파상풍, 홍역, 유행성 이하선염, 풍진, B형 간염, 폴리오, 일본뇌염, 수두

(3) 제3군 감염병
  ① 간헐적으로 유행할 가능성이 있어 지속적으로 발생을 감시하고 방역대책의 수립이 필요한 감염병
  ② 말라리아, 결핵, 한센병, 성홍열, 수막구균성 수막염, 레지오넬라증, 비브리오 패혈증, 발진티푸스, 발진열, 쯔쯔가무시 병, 렙토스피라증, 브루셀라증, 탄저, 공수병, 신증후군 출혈열(유행성 출혈열), 인플루엔자, 후천성 면역결핍증, 매독, 크로이츠펠트-야콥병 및 변종 크로이츠펠트-야콥병

(4) 제4군 감염병
  - 국내에서 새롭게 발생하였거나 발생할 우려가 있는 감염병 또는 국내 유입이 우려되는 해외 유행 감염병으로서 보건복지부령으로 정하는 감염병

(5) 제5군 감염병
  - 기생충에 감염되어 발생하는 감염병으로서 정기적인 조사를 통한 감시가 필요하여 보건복지부령으로 정하는 감염병

(6) 지정 감염병
  - 제1군 내지 제5군 감염병 외에 유행 여부의 조사를 위하여 감시 활동이 필요하다고 인정되어 보건복지부장관이 고시하는 감염병

(7) 생물 테러감염병
- 고의 또는 테러 등을 목적으로 이용된 병원체에 의하여 발생된 감염병 중 보건복지부장관이 고시하는 감염병

(8) 인수 공통감염병
- 동물과 사람 간에 상호 전파되는 병원체에 의하여 발생되는 감염병

4 예방접종 기간

(1) 기본 접종
① 4주 이내 : 결핵(BCG)
② 2개월 : 경구용 소아마비, 디프테리아, 백일해, 파상풍(DPT), B형 간염
③ 4개월 : 경구용 소아마비. DPT, B형 간염
④ 6개월 : 경구용 소아마비. DPT, B형 간염
⑤ 12~15개월 : 홍역, 유행성 이하선염, 풍진(MMR)

(2) 추가 접종
① 15~18개월 : DPT
② 3세 : 일본뇌염
③ 4~6세 - 경구용 소아마비, DPT, MMR

단원정리문제

01 인공 능동면역과 인공 피동면역의 차이를 가장 잘 설명한 것은?

① 인공 능동면역은 면역성이 긴데 비해 인공 피동면역은 면역성이 짧다.
② 인공 능동면역은 면역성이 짧은데 비해 인공 피동면역은 면역성이 길다.
③ 인공 능동면역이나 인공 피동면역은 둘 다 면역성이 길다.
④ 인공 능동면역과 인공 피동면역은 둘 다 면역성이 짧다.
⑤ 인공 능동면역은 인공 피동면역보다 개인에 대한 항체 저항이 없다.

02 다음 중 감염 지수가 가장 높은 질환은?

① 디프테리아　　② 성홍열
③ 소아마비　　　④ 천연두
⑤ 백일해

03 4주 이내에 예방접종을 하여야 하는 것은?

① 디프레리아　　② DPT
③ 홍역　　　　　④ BCG
⑤ B형 간염

단원정리문제 해설

▶ 능동 면역은 면역 형성 기간이 길고, 피동(수동)면역은 면역 형성 기간과 지속 기간이 짧다.
- 자연 능동면역 : 질병 이환 후 얻어지는 면역
- 인공 능동면역 : 예방접종(백신, 톡소이드) 후 획득한 면역
- 자연 피동(수동)면역 : 엄마가 모유를 통해 아기한테 주는 면역
- 인공(수동)면역 " 항독소, 면역혈청, 항체 접종 후 획득한 면역

▶ 감염 지수 : 천연두 · 홍역(95%) > 백일해(60~80%) > 디프테리아(10%) > 소아마비(0.1%)

▶ - 4주 이내 : 결핵(BCG)
- 2개월 : 경구용 소아마비, 디프테리아, 백일해, 파상풍(DPT), B형간염
- 4개월 : 경구용 소아마비, DPT, B형간염
- 6개월 : 경구용 소아마비, DPT, B형간염
- 12~15개월 : 홍역, 유행성 이하선염, 풍진(MMR)

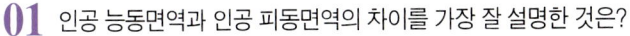
정답 : 1_① 2_④ 3_④

04 3세 이후 추가접종을 해야 하는 예방접종은 무엇인가?

① 디프테리아
② 홍역
③ B형 간염
④ 경구용 소아마비
⑤ 일본뇌염

05 예방접종을 통하여 예방 또는 관리가 가능하여 국가예방접종 사업의 대상이 되는 감염병은 무엇인가?

① 장티푸스
② 콜레라
③ 백일해
④ 한센병
⑤ 쯔쯔가무시 병

06 다음 중 바이러스성 감염병이 아닌 것은?

① 일본뇌염
② 말라리아
③ 두창
④ 공수병
⑤ 유행성 이하선염

07 다음 중 병원체가 세균인 감염병은?

① 콜레라, 성홍열, 백일해
② 발진티푸스, 발진열, 양충병
③ 결핵, 소아마비, 천연두
④ 발진열, 홍역, 광견병
⑤ 장티푸스, 파라티푸스, 말라리아

▶ 추가접종
- 15~18개월 : DPT
- 3세 : 일본뇌염
- 4~6세 : 경구용 소아마비, DPT, MMR

▶ 제1군 감염병 : 장티푸스, 콜레라
  제3군 감염병 : 한센병, 쯔쯔가무시 병

▶ 병원체에 의한 감염병의 분류
- 세균 : 콜레라, 장티푸스, 디프테리아, 결핵, 한센병, 백일해, 성홍열, 파라티푸스, 세균성 이질, 매독, 임질, 나병, 페스트 등
- 바이러스 : 소아마비, 홍역, 두창, 풍진, 유행성 이하선염, 일본뇌염, 광견병, AIDS, 유행성 간염, B형 간염, 광견병, 황열, 신증후군 출혈열(유행성 출혈열) 등
- 리케치아 : 발진티푸스, 발진열, 록키산 홍반열, 양충병, Q열 등
- 원충성 : 아메바성 이질, 말라리아 등

▶ 세균
- 콜레라, 장티푸스, 디프테리아, 결핵, 백일해, 성홍열, 파라티푸스, 세균성 이질, 매독, 임질, 나병, 페스트 등

정답 : 4.⑤ 5.③ 6.② 7.①

08 파라티푸스는 몇 군 감염병에 속하는가?

① 제1군　　② 제2군　　③ 제3군
④ 제4군　　⑤ 제5군

09 백신이나 순화 독소를 접종함으로써 생기는 면역은?

① 자연 능동면역　　② 인공 능동면역
③ 자연 수동면역　　④ 인공 수동면역
⑤ 선천적 면역

해설 연결
▶ 능동 면역은 면역 형성 기간이 길고, 피동(수동)면역은 면역 형성 기간과 지속 기간이 짧다.
  - 자연 능동면역 : 질병 이환 후 얻어지는 면역
  - 인공 능동면역 : 예방접종(백신, 톡소이드) 후 획득한 면역
  - 자연 피동(수동)면역 : 엄마가 모유를 통해 아기한테 주는 면역
  - 인공(수동)면역 " 항독소, 면역혈청, 항체 접종 후 획득한 면역

10 법정 감염병이 아닌 것은?

① B형 간염　　② 장티푸스
③ 폐렴　　　　④ 세균성 이질
⑤ 백일해

11 발육 증식형 전파를 하는 것은 무엇인가?

① 일본뇌염　　② 페스트
③ 발진열　　　④ 사상충증
⑤ 말라리아

단원정리문제 해설

▶ (1) 제1군 감염병
  - 마시는 물 또는 식품을 매개로 발생하고, 집단 발생의 우려가 커서 발생 또는 유행 즉시 방역 대책을 수립하여야 하는 감염병
  - 콜레라, A형 간염, 세균성 이질, 장티푸스, 파라티푸스, 장출혈성대장균감염증

▶ (2) 제2군 감염병
  - 예방접종을 통하여 예방 또는 관리가 가능하여 국가예방접종 사업의 대상이 되는 감염병
  - 디프테리아, 백일해, 파상풍, 홍역, 유행성이하선염, 풍진, B형 간염, 폴리오, 일본뇌염, 수두

▶ (3) 제3군 감염병
  - 간헐적으로 유행할 가능성이 있어 지속적으로 발생을 감시하고 방역대책의 수립이 필요한 감염병
  - 말라리아, 결핵, 한센병, 성홍열, 수막구균성 수막염, 레지오넬라증, 비브리오 패혈증, 발진티푸스, 발진열, 쯔쯔가무시병, 렙토스피라증, 브루셀라증, 탄저, 공수병, 신증후군 출혈열(유행성 출혈열), 인플루엔자, 후천성 면역결핍증, 매독, 크로이츠펠트-야콥병 및 변종 크로이츠펠트-야콥병

▶ - 제1군 감염병 : 장티푸스, 세균성 이질
　- 제2군 감염병 : B형 간염, 백일해

▶ - 증식형 전파 : 일본뇌염, 페스트
　- 발육형 전파 : 사상충증
　- 배설형 전파 : 발진열

정답 : 8_①　9_②　10_③　11_⑤

12 쥐가 옮기는 감염병이 아닌 것은?

① 페스트 　　　　② 살모넬라증
③ 발진열 　　　　④ 탄저
⑤ 렙토스피라증

▶ - 탄저는 소, 돼지, 양, 말이 옮긴다.

13 인수 공통감염병과 매개동물의 연결이 맞게 된 것은?

가. 쥐 - 파상열	나. 소 - 살모넬라증
다. 개 - 탄저	라. 돼지 - 일본뇌염

① 가, 나, 다　　② 가, 다　　③ 나, 라
④ 라　　　　　⑤ 가, 나, 다, 라

▶ - 쥐 : 페스트, 살모넬라증, 발진열, 서교증, 양충병, 렙토스피라증, 와일씨병
- 소 : 결핵, 탄저, 살모넬라증, 파상열
- 개 : 광견병, 톡소플라스마증
- 돼지 : 일본뇌염, 탄저, 살모넬라증, 렙토스파증, 파상열, 선모충, 유구촌충
- 고양이 : 살모넬라증, 톡소플라스마증, 서교증
- 양 : 탄저, 파상열, Q열
- 말 : 탄저, 유행성 뇌염, 살모넬라증

14 인수 공통 감염병으로만 나열된 것은?

① 결핵, 탄저, 장티푸스, 콜레라
② 결핵, 탄저, 파상열, 광견병
③ 파상풍, 결핵, 디프테리아, 나병
④ 야토병, 광견병, 파상풍, 콜레라
⑤ 야토병, 돼지단독, 장티푸스, 파상열

▶ 13번 해설 참조

정답 : 12_④　13_③　14_②

15 위생곤충과 전파 감염병의 연결이 잘못된 것은?

① 모기 – 황열
② 벼룩 – 페스트
③ 진드기 – 신증후군 출혈열
④ 이 – 발진티푸스
⑤ 파리 – 발진열

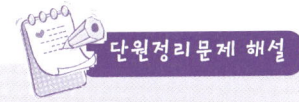

▶ - 쥐벼룩, 이 : 발진열

16 면역에 대한 설명 중 틀린 것은?

① 능동면역은 면역 형성 기간이 길고, 피동(수동)면역은 면역 형성 기간과 지속 기간이 짧다.
② 자연 능동면역은 질병 이환 후 얻어지는 면역이다.
③ 인공(수동)면역은 예방접종 후 획득한 면역이다.
④ 인공 능동면역은 예방접종 후 획득한 면역이다.
⑤ 자연 피동(수동)면역은 엄마가 모유를 통해 아기한테 주는 면역이다.

▶ - 인공(수동)면역 : 항독소, 면역혈청, 항체 접종 후 획득한 면역

17 어떤 지역 사회에서 질병의 유행 후 몇 년 동안 유행이 없다가 다시 유행이 일어나게 된다. 예로 홍역, 풍진 등을 3~4년마다 유행을 일으키는 경우가 있는데, 이를 가장 잘 설명할 수 있는 것은?

① 집단면역
② 수동면역
③ 능동면역
④ 선천적 면역
⑤ 후천적 면역

▶ - 홍역, 풍진 등은 3~4년마다 유행을 일으키는 경우가 있는데, 이를 집단면역으로 설명함.

정답 : 15_⑤ 16_③ 17_①

18 감염병 전파 차단으로 맞게 된 것은?

```
가. 병원소 제거        나. 병원소 격리
다. 감염력 감소        라. 환경위생 관리
```

① 가, 나, 다   ② 가, 다   ③ 나, 라
④ 라   ⑤ 가, 나, 다, 라

▶ 유행 통제의 요소
- 전파 과정의 차단 : 병원소 제거, 병원소 격리, 감염력 감소, 환경위생 관리
- 면역 증강 : 능동면역, 피동면역
- 예방되지 못한 환자에 대한 조치 : 조기 진단, 조기 치료, 합병증의 예방

19 감염병 관리 방법 중 환경위생 개선이 가장 효과적인 것은?

① 홍역   ② 결핵
③ 장티푸스   ④ 후천성 면역결핍증
⑤ 인플루엔자

▶ ③은 간접 전파(매개물이 존재)
- 나머지는 직접 전파가 대부분이거나 흔함.

20 감염병 전파 방법 중 직접 전파 방법인 것은?

```
가. 수직 전파
나. 작은 방울에 의한 전파
다. 성접촉에 의한 성병 전파
라. 식품 매개 전파
```

① 가, 나, 다   ② 가, 다   ③ 나, 라
④ 라   ⑤ 가, 나, 다, 라

▶ 유행 통제의 요소
- 라는 간접 전파임.

정답 : 18_⑤ 19_③ 20_①

Chapter 8

급·만성 감염병 관리

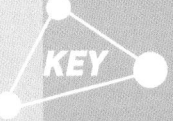

- 급성 감염병이란 발생률이 높고 유병률이 낮은 것이 특성이며, 만성 감염병은 발생률이 낮고 유병률이 높은 것이 역학적 특성인데, 급성 감염병은 인체 침입구별로 나누면 소화기계 침입, 호흡기계 침입, 피부점막기계 침입 등으로 구분할 수 있으며, 전파 수단으로 보면 수인성 감염병, 공기전파 감염병, 곤충매개 감염병 등으로 구분할 수 있습니다.
- 이번 chapter에서는 각 감염병의 종류와 특성, 전파 방식들에 대하여 알아보도록 하겠습니다.

꼭! 알 아 두 기

1. 소화기계 감염병의 종류와 각 감염병의 잠복기
2. 호흡기계 감염병의 종류와 각 감염병의 잠복기
3. 절지동물 매개 감염병의 종류와 특징
4. 동물 매개 감염병의 종류와 각 감염병의 병원소, 전파 방식
5. 만성 감염병의 종류와 특징

CHAPTER 08 급·만성 감염병 관리

1 소화기계 감염병

- 소화기계 감염병은 환자나 병원체 보유자의 분변을 통해 병원체가 배설되어 음식이나 식수에 오염되어 경구 침입으로 감염이 일어나는 수인성 질병

1 장티푸스
(1) 우리나라 토착 감염병, 흔히 열병이라고 부름.
(2) 사계절을 통하여 발병하나, 특히 8~9월에 많이 발생하는 급성 전신성 열성 질환
(3) 병원체 : Salmonella Typhi로 Gram 음성균, 아포와 협막이 없는 단상균
(4) 병원소 : 환자나 보균자의 분변과 소변
(5) 전파 방식 : 환자 또는 보균자의 대변, 소변에 오염된 음식물이나 식수를 통하거나 파리, 바퀴 등 곤충매개로 전파
(6) 증상 : 1~2주 간의 잠복기를 거쳐 지속적인 고열, 오한, 두통, 변비, 설사, 서맥, 간·비장종대, 전신 권태감 증상, 합병증으로 장천공 및 장출혈, 쓸개(담낭)염
(7) 예방대책 : 개인위생 철저와 분뇨의 위생적 처리, 상수 관리 철저, 음식 날로 먹지 않기, 고위험군에 속한 사람들은 예방주사를 맞아두는 것이 좋음.

2 콜레라
(1) 병원체 : Vibrio Cholerae로 그램음성 단간균
(2) 병원소 및 감염원 : 병원소는 환자, 감염원은 대변 및 토사물에 의한 오염수, 오염 음식물 및 식기
(3) 전파 방식
  ① 주로 어패류 등의 식품 매개로 전파
  ② 드물게는 환자 또는 병원체 보균자의 분변이나 구토물
  ③ 직접 접촉에 의한 감염
  ④ 잠복기는 대개 12~48시간
(4) 증상
  ① 갑작스런 발병(잠복기 2~3일)과 쌀뜨물 같은 설사가 특징, 종종 구토를 동반
  ② 계속적인 설사나 구토 등으로 인하여 탈수 상태, 허탈 등의 특징을 일으킴.

(5) 예방대책
- 오염된 음식물을 섭취하지 말고, 물과 음식물은 끓여서 먹도록 하고, 어패류는 날것으로 먹지 말고 충분히 익혀서 섭취, 철저한 환경 소독

3 세균성 이질
(1) 큰창자(대장) 점막에 궤양성 병변을 일으키며, 발열과 함께 혈액과 점액, 농이 섞인 설사가 나타남.
(2) 병원체
① A군은 Shigella Dysenteri, B군인 Shigella Flexneri, C군인 Shigella boydii
② D군인 Shigella Dyseteris는 이질 중 가장 심한 증상을 보임.
③ Shigella Sonneii(D군)가 가장 경미한 증상을 보임.
(3) 병원소 및 감염병 : 병원소는 환자, 감염원은 오염수 및 오염 음식물
(4) 전파 방식
① 환자나 보균자로부터 병원체가 탈출 → 경구 침입
② 잠복기는 2~7일임
(5) 증상 : 고열, 구역질, 구토, 경련성 복통, 설사, 대변에 혈액과 점액 및 농이 섞여 나옴.
(6) 예방대책 : 장티푸스 관리와 동일

4 파라티푸스
(1) 장염을 일으켜 장티푸스와 비슷한 증세를 나타내나, 발생 수준은 낮고 증세가 경미함.
(2) 때로는 위장염을 일으켜서 임상적으로 식중독과 구별할 수 없는 증세를 나타내기도 함.
(3) 병원체
① 살모넬라 균체의 세 가지 형태인 Salmonella Paratyphi A, B, C가 원인
② 파라티푸스 C형은 장티푸스와 비슷한 증상을 나타내나, 경과가 짧고 치명률이 낮음.
③ 파라티푸스 유행은 B형이 가장 많고, C형은 거의 없음.
(4) 병원소 : 병원소는 환자, 감염원은 오염수 및 오염 음식물, 잠복기는 보통 수 일
(5) 전파 방식 : 환자나 보균자의 대변으로부터 전파 → 오염된 음식물로 전파
(6) 증상 : 급작스런 발병에 이어 계속적인 고열, 쇠약감, 비장종대, 두통, 장미진, 설사 등을 동반
(7) 예방대책 : 장티푸스와 동일

5 장출혈성 대장균 감염증
(1) 병원체 : Shiga 독소 생성 E. coli
(2) 병원소 : 소가 중요한 병원소(소, 말, 돼지, 개, 닭 등 가금류에서 Shiga 독소를 생성하는 E. coli가 발견)
(3) 전파 방식 : 대부분의 발생은 소고기로 가공된 음식물에 의하여 발생
(4) 증상 : 오심, 구토, 비혈변성 설사에서 복통, 미열, 수양설사에서 혈성설사로 이행
(5) 예방대책 : 주된 감염원인 소를 비롯한 가축 사육장에 대한 종합적 방역 감시와 도축장 및 육류 가공 처리 과정에 대한 오염 방지, 육류 제품은 충분히 익혀서 섭취토록 함.

6 폴리오(poliomyelitis)

(1) 병원체 : Polio Virus 1, 2, 3 발병으로 구분, 1형이 마비 경향이 가장 높음.
(2) 병원소 : 환자 및 불현성 감염자, 특히 소아인 경우가 대부분
(3) 전파 방식 : 환자나 보균자의 호흡기계 분비물, 분변 등을 통하여 병원체가 탈출 → 경구 전파, 잠복기는 3주 전후
(4) 증상 : 불현성 감염에서 마비성 고열 질환, 무균성 수막염, 고열, 두통, 구토, 근육통과 이완성 마비를 동반하거나 동반하지 않는 목과 등의 강직 등
(5) 예방대책 : 예방접종이 최선의 방법

7 A형 간염

(1) 간염은 간세포의 병변과 염증성 변화가 생기는 질환, 간장의 종대와 구토를 호소, 황달 발생
(2) 저개발 국가에서는 주로 소아들에게 주로 발생
(3) 우리나라는 1995년 이후 10~30세 사이에 A형 간염 환자가 증가
(4) 감염성은 강하나 회복이 잘 되는 급성 질환
(5) 병원체 : Hepatitis A, B, C
(6) 병원소 : 환자
(7) 전파 방식 : A형 간염 virus에 오염된 음식물에 의해 전파, 환자의 대변을 통한 경구 감염과 주사기나 혈액제재로 인한 감염도 있을 수 있음.
(8) 증상 : 발열, 구역, 구토, 복통 등
(9) 예방대책 : 개인 위생의 철저, 상·하수도 소독 및 식품 및 식품취급자의 위생 철저가 중요

2 호흡기계 감염병

- 보균자의 객담, 재채기, 콧물 등으로 배출되어 비말 감염과 비말핵 감염, 먼지로 인한 공기감염

1 디프테리아

(1) 인후부의 상피조직에 특유한 위막성 염증을 나타냄.
(2) 체외독소를 분비하여 심근과 신경조직에 장애를 일으키는 급성 감염병
(3) 소아성 질환, 유행기는 겨울, 도시에서는 연중 발생
(4) 병원체 : Corynebacteriu Diptheria
(5) 병원소 : 환자
(6) 전파 방식
① 환자나 보균자에 의한 비말 감염, 드물게는 오염된 먼지나 물건에 의한 전파
② 잠복기는 7~16일

(7) 증상

 ① 고열과 함께 코, 연두, 편도, 후두 등의 상기도 침범부에 염증과 위막을 형성

 ② 드물게 피부, 결막 등을 침범

(8) 감수성 : 모체로부터 받은 면역은 생후 수 개월, 병후 면역은 일반적으로 영구 면역을 가짐.

(9) 예방대책 : 환자의 격리 및 소독, 어린이에게 백일해, 파상풍과 함께 3종 혼합백신 예방접종

2 백일해

(1) 발병 2주부터 경련성 기침이 일어나는 호흡기계 급성 감염병

(2) 병원체 : Bordetella Petussis로 그램 음성균

(3) 병원소 : 환자

(4) 감수성 및 면역성

 ① 감수성은 일반적이며, 완쾌 후는 영구면역을 얻음.

 ② 모체로 인한 면역은 없음. 7세 이하 어린이에게서 발명률이 높음.

 ③ 잠복기는 7~10일

(5) 증상

 ① 콧물, 눈물, 경한 기침 등의 상기도 감염 증상이 1~2주간 나타남.

 ② 이후 발작적인 기침 후에 구토를 보임.

 ③ 심한 기침으로 인하여 무호흡, 청색증, 비출혈 등이 나타날 수 있음.

 ④ 6개월 미만의 영아에서는 사망률과 이환율이 증가함.

(6) 예방대책

 ① 호흡기계 전파를 방지하기 위하여 환자 격리

 ② DPT 혼합 백신으로 정기적인 예방접종을 함.

3 홍역

(1) 대부분의 사람이 한번쯤은 걸리는 감염병으로 마진이라고도 함.

(2) 감염력이 대단히 높고, 1~5년을 주기

(3) 2세 미만과 7~12세 사이에 호발하며, 열과 전신에 발진이 생기는 급성 감염병

(4) 병원체 : Measles Virus

(5) 병원소 : 사람

(6) 전파 방식 : 환자의 객담, 비인후 분비물에 의한 비말감염으로 공기 전파

(7) 감수성 : 모든 사람에게 감수성이 있고, 병을 앓고 난 후는 영구면역을 얻음.

(8) 증상

 ① 감염 후 8~12일의 잠복기를 거쳐 발열, 콧물, 기침, 결막염, 피부의 반점

 ② 구진성 발진과 입안에 코플릭 반점이 나타나는 것이 특징

 ③ 합병증으로 중이염, 폐렴, 뇌염 등이 있음.

 ④ 전신에 3일 이상 발진이 지속된 후 회복기로 이행

(9) 예방대책 : 예방접종이 최선의 방법이며, 근래에는 혼합 백신을 접종

3 절지동물 매개 감염병

- 절지동물과 매개곤충에 의해서 인간에게 전파되는 질병

1 발진티푸스
(1) 병원체 : Rickettsai Prowazekia
(2) 병원소 : 사람
(3) 전파 방식
　① Rikettsia에 감염된 이의 매개로 사람과 사람 간의 전파
　② 이의 대변 속으로 배설된 균이 입안 점막이나 결막을 통하거나 비밀 감염으로 전파
　③ 잠복기는 약 12일
(4) 감수성 및 면역성
　① 감수성은 일반적이며, 어린이와 예방접종을 맞은 성인은 경증 또는 불현성 감염
　② 이환 후 영구면역을 얻게 됨.
(5) 증상
　① 심한 두통, 전율 및 근육통과 발병 후 5~6일에 발진이 배와 목에 나타나 전신에 퍼짐.
　② 얼굴에는 생기지 않음.
(6) 예방대책 : 환자나 접촉자가 사용한 침구나 의복 등은 철저하게 소독하고, 이가 발생하지 않도록 개인위생 철저와 생활환경을 개선시킴.

2 말라리아
(1) 병원체 : 3일열 말라리아, 4일열 말라리아, 열대열 말라리아, 난원형 말라리아
(2) 병원소 : 환자
(3) 전파 방식
　① 감염된 중국얼룩날개모기가 사람을 물어서 전파됨.
　② 수혈 혹은 감염된 주사바늘을 통해
(4) 잠복기 : 3일열과 난원형 말라리아(13~15일), 열대열 말라리아(12일), 4일열 말라리아 (30일)
(5) 증상
　① 심한 두통과 근육통을 수반하는 독감과 같은 증세로 시작
　② 48시간마다 주기적인 발열, 오한 증상
　③ 열 발작하는 날 이외는 정상 체온을 보임.
(6) 예방대책 : 서식처가 있다면 철저한 살충제 살포와 모기에 물리지 않도록 하는 것이 최선

3 페스트
(1) 페스트는 림프선종과 폐렴을 일으키는 급성 감염병
(2) 선페스트 : 림프선에 병변을 일으킴.

(3) 패혈성 페스트 : 패혈증을 일으킴.
(4) 폐 페스트 : 폐렴을 일으킴.
(5) 병원체 : Pasteurela Pestis
(6) 병원소 : 쥐벼룩
(7) 전파 방식
　① 페스트에 감염된 쥐벼룩이 사람을 물었을 때 옮김.
　② 폐 페스트는 비말감염으로 감염이 가능
(8) 잠복기 : 폐 페스트는 2~4일, 림프절 페스트는 2~6일
(9) 증상
　① 임상적으로 폐 페스트는 폐렴 증세와 오한을 동반한 발열, 두통, 객혈 등이 나타남.
　② 발병 10~15시간에 중태에 빠짐.
　③ 림프절 페스트 역시 갑작스런 고열, 빈맥, 저혈압, 근육통을 나타냄.
　④ 주로 서혜 림프절에 유통성 종창을 일으키며, 마비되어 사망
(10) 예방대책
　① 외국에서 들어오는 모든 선박에 대하여 철저한 검역 조치
　② 환자가 배설한 가래, 고름, 오염된 물건이나 대·소변은 완벽히 소독을 실시

4 일본뇌염

(1) 8월부터 10월 사이에 주로 발생, 매개모기는 작은빨간집 모기
(2) 역학적으로 늦여름과 초가을에 많이 발생하고, 어린이나 고령자가 감수성이 높음.
(3) 병원체 : Arbo Virus
(4) 병원소 : 뇌염모기
(5) 전파 방식
　- 모기가 바이러스를 돼지에게 옮김 → 돼지가 감염된 2~3일 후 바이러스가 혈액 속에 있게 될 때 모기가 그 돼지를 다시 흡혈 → 바이러스에 감염되는 10~30일의 잠복기가 지남 → 사람을 물어 감염시킴.
(6) 증상
　① 고열과 빈맥
　② 환자 중 90%가 두통을 호소, 3~4일 동안 지속
　③ 오심, 구토를 할 때도 있으며, 손, 혀, 입술의 신경 증상으로 말을 못하고 목이 뻣뻣해짐.
　④ 의식장애, 경련, 혼수에 이르며, 대개 발병 10일에 사망
(7) 예방대책 : 모기 구제 및 여름철 모기에 물리지 않도록 하고, 3~5세 어린이나 고령자에게는 예방접종을 실시하도록 함.

5 쯔쯔가무시

(1) 9월부터 환자 발생이 증가하기 시작하여 11월에 최고였다가 12월에 감소하기 시작
(2) 병원체 : Rickettsia Tsutuganmushi
(3) 병원소 : 야생 설치류

(4) 전파 방식
① 털진드기는 사람이나 들쥐 등을 습격하여 그 림프액을 섭취, 그 때 리켓치아를 침입시켜 전파
② 농촌 지역에서 많이 발생하나, 도시 사람들도 야외 활동이 빈번하여 도시에서도 발생
③ 40세 이상의 중년 및 노년층에서 많이 발생

(5) 증상
① 초기 증상으로 갑작스런 오한, 발열, 두통이 일어나며, 구토, 근육통, 복통 및 인후염 동반
② 일부에서는 비장 비대, 결막염, 심하면 의식장애, 폐렴 및 순환기장애가 나타남.

(6) 예방대책 : 털진드기 관리가 중요하며, 야외활동 시 풀밭에 눕는 행동 등을 금함.

4 동물 매개 감염병

- 사람과 동물에 공통적인 병원소를 가진 감염병을 인축 공통감염병 또는 인수 공통감염병이라 함.

1 광견병

(1) 근육마비, 공수병 증상, 혼수 상태, 마비와 순환장애로 결국 사망
(2) 병원체 : Rbies Virus
(3) 병원소 : 개, 여우, 늑대, 야생동물, 환자의 타액
(4) 전파 방식
① 공수병 virus에 감염된 동물이나 사육동물에 물리거나 감염된 동물의 타액 또는 조직을 다룰 때 눈, 코, 입 또는 상처를 통해 감염
② 사람에서 사람으로 전파된 기록은 있으나 드묾.
(5) 증상 : 허약, 두통, 발열 및 부정확한 지각장애
(6) 예방대책
① 바이러스를 보유하고 있는 개에게 물리지 않도록 하고, 개들에 대해서는 정기적인 예방접종 실시
② 만약 개에게 물렸다면 상처 부위를 비눗물로 깨끗이 씻고, 면역 혈청을 우선 접종하여 약 10여 일간 개를 묶어두고 관찰하는 것이 좋음.

2 렙토스피라증

(1) 와일즈 병(well's disease)이라고도 하며, 주로 가을철에 많이 발생함.
(2) 들쥐의 배설물에 노출되기 쉬운 농부들에게 주로 발생
(3) 병원체 : Letospira Icterrogans
(4) 병원소 : 들쥐, 개, 돼지 등의 가축, 야생동물
(5) 전파 방식
① 들쥐의 배설물로 배출된 병원체가 논밭에서 작업하는 농부의 상처 부위로 침입
② 물 속에 배설된 병원체가 물 속 작업 시 침입하기도 함.
③ 주로 우리나라에서는 9~10월에 다발하고 있음.

(6) 증상
    ① 초기 증상으로 고열과 오한, 근육통과 두통, 구토 등 감기 증세
    ② 경과되면 황달 증세
    ③ 급성으로 진전되면 환자의 약 반 수가 폐출혈과 호흡곤란으로 사망
(7) 예방대책 : 논밭에서 작업할 때는 피부·피부 상처가 노출되지 않도록 하고, 작업 후는 손발 등을 깨끗이 씻도록 함.

3 유행성 출혈열

(1) 우리나라 경기도 북부 및 강원도 지역에서 늦봄과 늦가을에 많이 발생
(2) 병원체 : Hantan Virus
(3) 병원소 : 들쥐의 일종인 Apodemus Agarius
(4) 전파 방식
    ① 들쥐가 배설한 대·소변, 타액 등이 호흡기계를 통해서 감염
    ② 드물게는 들쥐에 직접 물리어 발병되기도 함.
    ③ 야외활동이 많은 사람에게 주로 발생
(5) 증상 : 심한 두통, 근육통, 오한 및 발열, 전신 쇠약감이 나타나고, 발열기, 저혈압기, 핍뇨기, 이뇨기, 회복기의 5단계 과정을 거치면서 병이 진전됨.
(6) 예방대책
    ① 들쥐의 서식처를 없애고, 야외활동 시 긴 옷을 입어서 피부 노출을 하지 말도록 하며, 풀밭 등에 눕는 일은 삼가도록 함.
    ② 농촌지역 주민이나 군인들은 가급적 2~3년마다 예방접종을 맞도록 함.

4 탄저

(1) 이포(spore)를 형성하기 때문에 외계에서 저항력이 강함.
(2) 병원체 : Bacillus Anthracis
(3) 병원소 : 소, 양, 말
(4) 전파 방식 : 감염된 동물과 직접 접촉 또는 오염된 양모, 털 등과 접촉하여 호흡기 감염으로 인한 전파나 육류를 섭취하여 감염됨.
(5) 증상
    ① 피부 탄저 : 피부 상처를 통한 감염 부위에 벌레에 물린 듯한 구진이 나타남.
    ② 폐탄저 : 호흡곤란, 고열, 빈맥, 마른기침, 토혈을 동반한 폐혈성 쇼크로 급속히 진행되어 사망
    ③ 위장관 탄저 : 구역, 구토, 식욕부진, 복통, 혈변이 동반되고, 패혈증으로 진행함.
(6) 예방대책 : 가축에 대한 예방접종과 위생적인 가축 취급이 중요, 감염된 가축은 도살

5 만성 감염병

1 결핵(tuberculosis)
- 신체의 거의 모든 부위에 침범할 수 있는 감염병으로서, 특히 허파에 많이 감염되는 세균성 만성 감염병임.
(1) 병원체 : Mycobacterium tuberculosis (간균)
(2) 병원소 : 사람, 소
(3) 전파 방식 : 폐결핵은 객담이나 비말, 콩팥 결핵은 소변, 장결핵은 분변, 소는 우유, 잠복기는 1~3개월
(4) 증상 : 피로감, 발열, 체중 감소, 기침, 가슴통증, 객혈
(5) 예방대책 : 감염원의 제거, 감염 경로의 차단, 면역 증강

Tuberculin test
- 성인검사 순서 : X-ray 간접 촬영 → X-ray 직접 촬영 → 객담검사
- 유아검사 순서 : tuberculin test → X-ray 직접 촬영 → 객담검사

2 한센병(leprosy, Hansen병)
(1) 피부, 말초신경, 코안 점막을 침범해 병변을 일으킴.
(2) 병원체 : Mycobacterium leprae (항산성 간균)
(3) 병원소 : 사람
(4) 전파 양식 : 감염 병소의 배설물, 분비물이나 기물을 통한 간접 전파와 환자와 비감염자의 접촉
(5) 증상 : 소결절, 구진, 반점, 무감각, 마비(말초신경 증상)
(6) 예방대책 : 환자의 발견, 격리, 치료, 소독의 실시, BCG 접종

3 성병(venereal disease)
(1) 임질(Gonorrhea)
　① 병원체 : Neisseria gonorrhea
　② 병원소 : 사람
　③ 전파 양식
　　a. 생식기 감염은 요도로 감염, 결막염은 체외로부터 직접 결막에 감염
　　b. 곧창자 감염은 회음부를 지나서 항문으로 감염
　④ 증상
　　a. 남성 : 배뇨곤란(불임의 원인), 요도에서 고름 나옴.
　　b. 여성 : 요도염, 자궁경관염
　　　＊ 신생아 결막염(실명) 유발 가능
(2) 매독(syphilis)
　① 병원체 : Spirochaeta pallida
　② 병원소 : 사람

③ 전파 양식 : 직접 접촉 감염, 수혈 감염
④ 증상
  a. 중추신경계, 심장혈관계 및 기타 장기나 조직 등에 침입하여 심한 병변
  b. 여성의 경우는 유산, 사산의 원인이 되고, 태아에게도 심한 병변

4 트라코마(trachoma)

(1) 병원체 : Chlamydia thrachomatis
(2) 병원소 : 사람
(3) 전파 양식
  ① 감염자로부터 직접 혹은 수건, 오염기물 등에 의한 개달물을 통해서 전파되는 경우가 많음.
  ② 잠복기는 5~12일
(4) 증상 : 시력장애, 안검의 손상, 실명
(5) 예방대책 : 환자가 사용한 수건 및 세면기 등 생활용품의 공동 사용 금지

5 간염(hepatitis virus A, B, C)

(1) 간세포의 변성과 염증성 변화가 생기는 질병
(2) 병원체 : Hepatitis virus A, B, C
(3) 병원소 : 사람
(4) 전파 양식
  ① A형은 분변 오염에 의한 음식물을 통해서 감염되는 감염성 간염으로 잘 회복됨.
  ② B형은 수혈이나 오염된 주사기 및 모체로부터 수직 감염, 만성화되는 경우 많음.
  ③ C형은 성적 접촉이나 수혈, 오염된 주사기를 통해 감염, 황달 또는 경미한 증상
(5) 증상 : 간의 종대와 둔통을 호소하고, 황달이 생김.
(6) 예방대책 : 백신접종에 대한 능동면역 방법이 많이 개발되었으나, 수혈 관리나 물을 끓여 먹는 등 전파 경로 차단이 중요하다.

6 후천성 면역결핍증(AIDS ; Acquired Immune deficiency Syndrome)

(1) 병원체 : HIV(human immunodeficient virus)
(2) 병원소 : 사람
(3) 전파 양식
  ① 환자와의 성적 접촉, 환자 혈액 및 혈액제제의 수혈, 환자와 주사기 공동 사용
  ② 감염모로부터 출생한 신생아에게 수직 감염
  ③ 일반적으로 잠복기는 1~6주이지만 수 년 간이라는 보고도 있음.
(4) 증상
  ① 1단계는 급성 감염기로 감염 3~6주 후에 발열, 관절통, 복통
  ② 2단계는 면역 기능이 떨어짐.
  ③ 3단계는 면역 체계가 파괴됨.
  ④ 4단계는 면역 기능이 상실되어 각종 질병이 발생됨.

단원정리문제

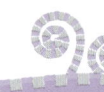

01 유아의 결핵검사 시 가장 먼저 하는 검사는?

① X-ray 직접 촬영   ② X-ray 간접 촬영
③ 객담검사   ④ Tuberculin test
⑤ PPD 반응검사

02 한센병의 가장 효과적인 예방법은?

① 초기 환자를 반드시 격리 수용시킨다.
② 한센균의 매개체를 없애주는 것이 가장 중요하다.
③ 한센병 이환의 위험성이 높은 사람에게 DDS나 BCG 백신을 사용한다.
④ 한센병 병력자는 영원히 격리시킨다.
⑤ 환경위생 개선이 최선이다.

03 간염에 대한 설명으로 맞지 않는 것은?

① 간의 종대와 둔통을 호소하고 황달이 생긴다.
② 간세포의 변성과 염증성 변화가 생기는 질병이다.
③ A형은 분변 오염에 의한 음식물을 통해서 감염되는 감염성 간염으로 잘 회복되지 않는다.
④ B형은 수혈이나 오염된 주사기 및 모체로부터 수직감염, 만성화되는 경우 많다.
⑤ C형은 성적 접촉이나 수혈, 오염된 주사기를 통해 감염된다.

단원정리문제 해설

▶ Tuberculin test
- 성인검사 순서 : X-ray 간접 촬영 → X-ray 직접 촬영 → 객담검사
- 유아검사 순서 : tuberculin test → X-ray 직접 촬영 → 객담검사

▶ 한센병
- 환자의 발견, 격리, 치료, 소독의 실시, BCG 접종

▶ A형 간염은 잘 회복됨.

정답 : 1.④ 2.③ 3.③

04 평균 잠복기가 가장 짧은 것은?

① 콜레라　　② 장티푸스　　③ 폴리오
④ 세균성 이질　　⑤ 일본뇌염

05 들쥐의 배설물로 배출된 병원체가 논밭에서 작업하는 농부의 상처 부위로 침입하거나 물 속에 배설된 병원체가 물 속 작업 시 침입하기도 한다. 주로 우리나라에서는 9~10월에 다발하고 있으며, 초기 증상으로 고열과 오한, 근육통과 두통, 구토 등 감기증세가 나타나며, 경과되면 황달 증세가 나타나는 감염병은 무엇인가?

① 한센병　　② 백일해　　③ 홍역
④ 말라리아　　⑤ 렙토스피라증

06 소화기계 감염병으로 맞게 된 것은?

가. 백일해	나. 파라티푸스
다. 홍역	라. 폴리오

① 가, 나, 다　　② 가, 다　　③ 나, 라
④ 라　　⑤ 가, 나, 다, 라

07 성병에 관한 설명 중 틀린 것은?

① 임질은 병후 면역력이 강해진다.
② 임산부 임질은 유아 맹인의 직접 원인이 될 수 있다.
③ 매독은 잠복기가 임질보다 길다.
④ 성병 관리는 환자 색출이 가장 중요하다.
⑤ 매독은 사람에게만 감염된다.

단원정리문제 해설

▶ - 콜레라 : 12~48시간
- 장티푸스 : 1~3주
- 폴리오 : 1~3주
- 세균성 이질 : 2~7일
- 일본뇌염 : 5~14일

▶ 렙토스피라증
- 주로 가을철에 많이 발생함.
- 들쥐의 배설물에 노출되기 쉬운 농부들에게 주로 발생
- 주로 우리나라에서는 9~10월에 다발하고 있음.
- 초기 증상으로 고열과 오한, 근육통과 두통, 구토 등 감기 증세
- 경과되면 황달 증세

▶ 백일해, 홍역 : 호흡기계 감염병

▶ - 신생아 결막염(실명) 유발 가능
- 병원소 : 사람

정답 : 4_① 5_⑤ 6_③ 7_①

08 일본뇌염 유행 시 환자 격리를 요하지 않는 이유는?

① 치료를 하면 비감염성이 되기 때문이다.
② 완벽한 격리가 불가능하다.
③ 사람 → 사람, 사람 → 모기의 전파의 가능성이 아주 낮다.
④ 인체 내의 뇌염 바이러스는 사멸한다.
⑤ 이상 모두

09 소화기계 감염병인 파라티푸스의 설명으로 옳지 않은 것은?

① 장염을 일으켜 장티푸스와 비슷한 증세를 나타내나 발생 수준은 높고 증세는 더 심하다.
② 때로는 위장염을 일으켜서 임상적으로 식중독과 구별할 수 없는 증세를 나타내기도 한다.
③ 병원소는 환자, 감염원은 오염수 및 오염 음식물이다.
④ 파라티푸스 C형은 장티푸스와 비슷한 증상을 나타내나, 경과가 짧고 치명률이 낮다.
⑤ 급작스런 발병에 이어 계속적인 고열, 쇠약감, 비장 종대, 두통, 장미진, 설사 등을 동반한다.

10 다음의 설명 중 옳지 않은 것은?

① 회복기 보균자 - 병후 보균자라고도 하며, 임상 증상이 없어졌지만 병원체가 체내에 일부 남아 균을 계속 배출한다.
② 잠복기 보균자 - 병원체가 숙주 내에 침입하였으나, 불현성 감염으로 아무런 증상을 보이지 않고 균만 배출한다.
③ 자가감염 - 자기 자신이 가지고 있는 병원체에 자신이 다시 감염되는 것이다.
④ 불현성 감염 - 숙주 내에 병원체가 침입은 하였으나 임상적인 증상은 나타나지 않는 것이다.
⑤ 보균자 - 자각적, 타각적으로 임상 증상이 없는 병원체 보유자로 증상이 없음에도 균을 배출시켜 감염원으로 작용하는 사람, 병원체에 감염되어 타각적, 자각적으로 임상 증상이 있는 모든 사람을 가리킨다.

▶ 일본뇌염은 사람 → 사람, 사람 → 모기로 인한 감염은 되지 않는다.

▶ 장염을 일으켜 장티푸스와 비슷한 증세를 나타내나, 발생 수준은 낮고, 증세가 경미

▶ 건강 보균자
- 병원체가 숙주 내에 침입하였으나 불현성 감염으로 아무런 증상을 보이지 않고 균만 배출
▶ 잠복기 보균자
- 병원체가 숙주에 침입하여 임상 증상이 나타나기 이전인 잠복 기간 중에 균을 배출

정답 : 8_③ 9_① 10_②

11 호흡기계 감염병이라고 할 수 없는 것은?

① 두창   ② 폴리오   ③ 백일해
④ 디프테리아   ⑤ 두창

12 급성 감염병이 아닌 것은?

① 장티푸스   ② 세균성 이질   ③ 홍역
④ 결핵   ⑤ 콜레라

13 이 감염병은 9월부터 환자 발생이 증가하기 시작하여 11월에 최고였다가 12월에 감소하기 시작하고, 농촌 지역에서 많이 발생하나 도시 사람들도 야외활동이 빈번하여 도시에서도 발생한다. 털진드기 관리가 중요하며, 야외활동 시 풀밭에 눕는 행동 등을 금해야 하는 이 감염은?

① 폴리오   ② 풍진   ③ 쯔쯔가무시
④ 발진티푸스   ⑤ 페스트

14 폴리오에 대한 설명으로 옳지 않은 것은?

① 병원체는 Polio Virus 1, 2, 3 발병으로 구분된다.
② 예방접종이 안 되므로 병원체 노출을 차단하는 것이 좋다.
③ 1형이 마비 경향이 가장 높다.
④ 환자나 보균자의 호흡기계 분비물, 분변 등을 통하여 병원체가 탈출하여 경구 전파한다.
⑤ 불현성 감염에서 마비성 고열 질환, 근육통과 이완성 마비를 동반하거나 동반하지 않는 목과 등의 강직 등이 나타난다.

 단원정리문제 해설

▶ 폴리오 : 소화기계 감염병

▶ 결핵은 세균성 만성 감염병임.

▶ 쯔쯔가무시
- 9월부터 환자 발생이 증가하기 시작하여 11월에 최고였다가 12월에 감소하기 시작
- 털진드기는 사람이나 들쥐 등을 습격하여 그 림프액을 섭취, 그 때 리켓치아를 침입시켜 전파
- 농촌 지역에서 많이 발생하나, 도시 사람들도 야외활동이 빈번하여 도시에서도 발생
- 40세 이상의 중년 및 노년층에서 많이 발생
- 예방대책 : 털진드기 관리가 중요하며, 야외활동 시 풀밭에 눕는 행동 등을 금함.

▶ 폴리오에 대한 예방대책은 예방접종이 최선의 방법이다.

정답 : 11_②   12_④   13_③   14_②

15 결핵 환자에 대한 단기간 집중 치료의 일차적 목적은?

① 환자 격리　　　② 건강 격리
③ 면역 증강　　　④ 병원소 제거
⑤ 감염력 감소

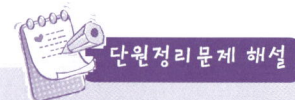

▶ 결핵 관리의 목적
- 결핵의 이환, 사망, 전파를 차단하는 것
- 약제 내성 결핵의 발생을 방지하는 것
▶ 결핵 관리의 전략
- 새로운 결핵 감염을 지속적으로 줄이는 것
  → 방법 : 결핵 환자의 화학치료로서 결핵의 감염성을 차단하여 새로운 감염의 발생을 방지하는 가장 효과적인 방법임. 이것이 결핵 관리의 핵심임.
- 감염에서 발병으로 진행되는 것을 차단하는 것
  → 방법 : 결핵 잠복 감염자의 치료와 BCG 예방접종

16 주어진 내용에 해당하는 감염병은?

- 열과 자신에 발진이 생기는 급성 감염병이다.
- 환자의 격담, 비인후 분비물에 의한 비말감염으로 공기로 전파된다.
- 구진성 발진과 입안에 코플릭 반점이 나타나는 것이 특징이다.
- 합병증으로 중이염, 폐렴, 뇌염 등이 있다.

① 백일해　　　② 홍역　　　③ 디프테리아
④ 폴리오　　　⑤ 발진티푸스

▶ 홍역
- 주어진 보기 외에
- 모든 사람에게 감수성이 있고, 병을 앓고 난 후는 영구면역을 얻음.
- 감염 후 8~12일의 잠복기를 거쳐 발열, 콧물, 기침, 결막염, 피부의 반점
- 전신에 3일 이상 발진이 지속된 후 회복기로 이행 등

정답 : 15_⑤　16_②

Chapter 9

기생충 질환 관리

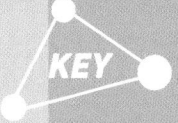

- 기생충 질환은 농촌 질환이라고 하지만 도시에서도 유행되고 있습니다. 기생충 질환은 환경 불량, 비과학적 식생활 습관, 분변의 비료화, 비위생적인 일상생활, 비위생적 영농 방법 등이 주원인이 되고 있습니다.

- 이번 chapter에서는 기생충의 형태에 따른 분류와 전파 방식, 중간숙주, 예방 및 관리에 대하여 알아보도록 하겠습니다.

꼭! 알 아 두 기

1. 기생충의 생물 형태에 따른 분류
2. 기생충의 전파 방식
3. 기생충의 중간숙주
4. 기생충 감염의 예방 및 관리

CHAPTER 09 기생충 질환 관리

1 정의

- 기생생활이란 다른 생물의 체표 또는 체내에 일시적 또는 장기적으로 기생하면서 영양물을 탈취하는 생활양식

2 숙주

(1) 기생충은 특정한 숙주에 들어가야만 생활사를 영위해 갈 수 있음.
(2) 감수성 숙주(호적 숙주), 비감수성(비호적 숙주), 고유숙주, 종숙주

3 기생충

- 단일 숙주성 기생충, 복숙주성 기생충, 내부 기생충, 외부 기생충, 편성 기생충, 통성 기생충
- 숙주에 대한 병원성에 따라서 병원성 기생충과 비병원성 기생충으로 구별

1 생물 형태에 따른 분류

(1) 원충류(protozoa)
① 근족충류 : 아질 아메바, 대장 아메바, 소형 아메바 등
② 편모충류 : 질트리코모나스, 리슈마니아, 람불편모충, 메닐편모충 등
③ 포자충류 : 말라리아원충, 톡소플라즈마곤디 등
④ 섬모충류 : 대장 발란티디움, 주육포자충 등

(2) 윤충류(helminths)
① 선충류 : 회충, 요충, 구충, 편충, 말레이사상충, 동양모양선충, 아니사키스 등
② 흡충류 : 폐흡충, 간흡충, 요코가와 흡충 등
③ 조충류 : 유구조충, 무구조충, 왜소조충, 광절열두조충 등

2 전파 방식에 의한 분류

(1) 토양 매개성 기생충 : 회충, 편충, 구충, 동양모양선충 등
(2) 물, 채소 매개성 기생충 : 회충, 편충, 십이지장충, 동양모양선충, 분선충, 이질 아메바 등
(3) 어패류 매개성 기생충
　　① 간흡충(제1 중간 숙주 : 쇠우렁, 제2 중간 숙주 : 잉어, 참붕어)
　　② 폐흡충(제1 중간 숙주 : 다슬기, 제2 중간 숙주 : 가재, 게), 요코가와흡충 등
(4) 수육류 매개성 기생충 : 유구조충(돼지고기), 무구조충(소고기) 등
(5) 모기 매개성 기생충 : 말라리아, 사상충 등
(6) 접촉 매개성 기생충 : 요충, 질트리코모나스 등

4 기생충 감염의 예방 및 관리

(1) 기생충 질환은 특정 집단의 환경 조건의 지표이며, 그 분포 및 발생 정도는 특정 집단의 위생 상태, 생활 습성, 개인과 집단 행동의 특성 등을 있는 그대로 투영한다고 할 수 있음.
(2) 예방은 질환의 전파 경로를 차단함으로써 그 집단 내의 개개인을 보호하는 수단
(3) 관리는 질병의 발생을 억제하거나 저지하여 한 집단 내의 감염률을 낮추는 수단
(4) 감염원 차단
(5) 전파 요인 차단
(6) 개인의 건강 관리
(7) 보건교육

단원정리문제

01 다음 중 윤충류가 아닌 기생충은?

① 이질 아메바　② 간흡충
③ 유구조충　　④ 회충
⑤ 요충

02 중간숙주 없이 오염된 채소나 흙을 통하여 감염되는 기생충은?

① 폐흡충　　② 회충
③ 간흡충　　④ 유구조충
⑤ 무구조충

03 다음 중 토양을 매개로 하는 기생충인 것은?

① 무구조충　② 말라리아
③ 폐흡충　　④ 유구조충
⑤ 회충

04 폐흡충의 제2중간숙주는?

① 쇠우렁　② 가재
③ 참붕어　④ 잉어
⑤ 다슬기

단원정리문제 해설

▶ 이질 아메바는 원충류(단세포동물)에 속한다.
 - 윤충류 : 선충류, 흡충류, 조충류
 - 원충류 : 근족충류(이질 아메바, 대장 아메바), 포자충류, 편모충류, 섬모충류

▶ 회충, 구충은 중간숙주 없이 감염될 수 있다.

▶ 토양 매개 기생충은 회충, 편충, 구충, 동양모양선충 등이다.

▶ 간흡충
 - 제1 중간 숙주 : 쇠우렁
 - 제2 중간 숙주 : 잉어, 참붕어
▶ 폐흡충
 - 제1 중간 숙주 : 다슬기
 - 제2 중간 숙주 : 가재, 게

정답 : 1_① 2_② 3_⑤ 4_②

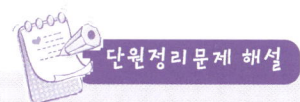

05 기생충과 중간숙주의 연결이 서로 잘못된 것은?

① 돼지 – 유구조충 ② 소 – 무구조충
③ 폐흡충 – 물벼룩 ④ 간흡충 – 잉어
⑤ 폐흡충 – 가재

▶ 폐흡충의 중간숙주는 다슬기와 가재이다.

06 주위의 여건에 따라 자유생활 또는 기생생활을 하는 기생충은?

① 회충 ② 분선충
③ 광동주혈선충 ④ 두비니 구충
⑤ 질트리코모나스

▶ 분선충의 생활사에는 자유생활 세대와 기생생활 세대가 있어 성충의 형태도 이에 따라 달라진다.

07 세포 내에 기생하는 원충이 아닌 것은?

① 열원충 ② 톡소포자충
③ 리슈만 편모충 ④ 이질 아메바
⑤ 와포자충

▶ 세포 내 기생
  - 열원충
  - 톡소포자충
  - 리슈만 편모충
  - 와포자충
▶ 조직 내 기생
  - 질편모충
▶ 체강 내 기생
  - 이질 아메바
▶ 세포막 기생
  - 람블 편모충

정답 : 5_③ 6_② 7_④

08 선충의 형태학적 특성은?

> 가. 여러 개 마디로 구성되어 있다.
> 나. 소화기관이 불완전하다.
> 다. 자웅동체이다.
> 라. 원통형으로 길다.

① 가, 나, 다 ② 가, 다 ③ 나, 라
④ 라 ⑤ 가, 나, 다, 라

▶ 선충
- 완전 소화기관을 가지고 있음.
- 생식기는 자웅이체
- 체질은 없음.
- 긴 원통형
- 흡착기는 없고, 체강은 있음.

09 흡충의 일반적인 생활사에 대한 설명 중 맞는 것은?

> 가. 반드시 패류 중간숙주를 필요로 한다.
> 나. 무성 및 유성의 생식 시기를 가진다.
> 다. 인체 감염형은 피낭 유충이지만 예외가 있다.
> 라. 반드시 제2 중간숙주를 거쳐 인체에 감염된다.

① 가, 나, 다 ② 가, 다 ③ 나, 라
④ 라 ⑤ 가, 나, 다, 라

▶ 가. 패류 중간 숙주를 필요로 함.
나. 성충은 유성 생식, 유충은 무성 생식인 복생식을 함.
다. 라. 제2 중간 숙주에서 피낭 유충이 되고, 이는 인체 감염형이지만 주혈흡충증이 예외로 패류 중간 숙주만을 가져서 피낭 유충형이 없음.

정답 : 8_④ 9_①

Chapter 10

보건행정

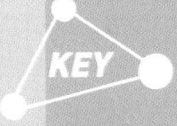

- 우리나라의 보건행정은 의료 중심의 행정에서 복지중심의 행정으로 변천되고 있으며, 치료 중심의 행정활동에서 국민의 건강증진, 질병의 예방 및 재활활동 등 포괄 보건 의료적 활동으로 변천되고 있습니다.
- 이번 chapter에서는 보건행정과 행정에 대해 이해하고 한국의 보건행정변천사, 중앙보건행정의 장점과 단점, 사회보험제도, 행정의 관리과정, 조직의 원리, 행정계획 방법 등에 대하여 알아보도록 하겠습니다.

꼭! 알아두기

1. 보건행정과 행정의 정의와 일반행정과 보건행정의 차이
2. 행정활동의 4대 기본요소
3. 한국의 보건행정변천사
4. 중앙보건행정의 장·단점
5. 4대 공공사회 보험제도
6. 보건행정의 특성
7. 행정의 관리과정
8. 각 조직의 원리종류와 정의
9. 행정계획 방법

CHAPTER 10 보건행정

1 보건행정의 개념

1 보건행정의 정의

(1) 공중보건의 목적을 달성하기 위하여 공공의 책임 하에 수행하는 행정활동으로서 국민의 생명 연장, 질병 예방, 육체적 및 정신적 효율 증진 등을 도모하기 위해 행하는 행정활동
(2) W.G. Smillie의 저서 〈미국보건행정〉: 보건행정이란 공적 또는 사적기관이 사회복지를 위하여 공중보건의 원리와 기법을 응용하는 것이라고 정의

2 행정의 정의

– 법으로 정한 바를 공공의 책임 하에 정해져 있는 대로 실시하는 활동으로서 공통적인 목표를 달성하기 위하여 협동하는 집단의 활동

(1) 행정활동의 4대 기본 요소
　① 조직　② 인사　③ 예산　④ 법적 규제
(2) 일반행정과 보건행정의 차이
　– 보건학 및 의학 등의 지식과 기술을 행정면에 적용시켜야 하는 기술행정이라는 특성을 지닌 점이 일반행정과 다름.

2 한국의 보건행정 현황

1 중앙보건행정

– 정부 책임 하에 수행하는 경우와 지방자치단체의 책임 하에 수행하는 경우로 나뉘는데, 보건복지행정을 중앙정부가 담당하는 데는 장·단점이 있다.

(1) 장점
　① 감염병 관리와 같이 지역 단위만으로는 불가능하거나 의미가 없는 것을 할 수 있음.
　② 정부 각 부처 간의 조직이나 기술인력의 협력이 없이는 불가능한 보건 사업을 할 수 있음.
　③ 보건사업의 중첩을 피할 수 있음.
　④ 법적 규제만으로는 불가능한 보건사업들이 있기 때문

(2) 단점
① 지역사회의 특성에 맞는 사업을 할 수 없다는 것이 지방화 시대의 행정활동에 역행된다.
② 지방의 특성적 발전이나 특정 지역에만 국한되어 있는 보건 사업은 지방정부가 수행하도록 하고 있다.

2 보건복지부의 주요 사업

- 건강증진사업, 질병관리사업, 암관리사업, 모자보건사업, 정신보건사업, 입안(구강)보건사업, 기초생활 보장사업, 노인복지사업, 장애인 복지사업, 아동복지사업, 가정복지사업

3 사회보장제도

1 사회보장이란?

- 국민에 대하여 원인 여하를 막론하고 궁핍에서 생활을 보호하는 것이며, 국민에게 일정한 소득, 일정한 생활 수준을 확보, 유지하게 하는 것이다.

2 사회보장 관련 법률

(1) 4대 공공사회 보험제도
① 국민건강보험 : 질병과 부상
② 국민연금제도 : 폐질·사망·노령 등
③ 고용보험제도 : 실업
④ 산재보험제도 : 업무 상의 재해

(2) 공공(적) 부조제도
① 국민 기초생활 보장제도
② 의료급여법

공공부조

• 국가 및 지방자치단체의 책임 하에 생활 유지 능력이 없거나 생활이 어려운 국민의 최저 생활을 보장하고 자립을 지원하는 제도

4 보건행정의 원리

1 보건행정의 특성
(1) 공공성 및 사회성
(2) 봉사성
(3) 조장성 및 교육성
(4) 과학성 및 기술성

2 행정의 관리 과정
- POSDCoRB : 기획(Planning) → 조직(Organization) → 인사(Staffing) → 지휘(Directing) → 조정(Co-ordination) → 보고(Repoting) → 예산(Budgeting)

3 조직의 원리
(1) 계층화의 원리
  ① 권한과 책임의 정도에 따라 직무를 등급화 함.
  ② 계층 간의 직무 상의 지휘, 복종 관계가 이루어지도록 한다.
(2) 통솔범위의 원리 : 한 사람의 상급자가 효과적으로 통솔할 수 있는 이상적인 부하의 수를 언급
(3) 명령통일의 원리 : 한 사람의 하위자는 오직 한 사람의 상관에 의해서만 지시나 명령을 받음.
(4) 분업화의 원리 : 특정인이 담당하는 업무를 전문화하여 분업화시킨다.
(5) 조정의 원리 : 중복성과 낭비를 배제하고 혼선을 방지하여 공통 목표를 달성할 수 있도록 특정인에게 업무를 조정하는 역할을 부여한다.
(6) 참모조직의 원리(목적의 원칙) : 업무 수행을 전문적으로 지원해주고 조력해줄 수 있는 스텝을 활용하여 신속하고 정확한 업무가 이루어지도록 한다.
(7) 책임과 권한의 원리(일치의 원칙) : 각 직무 사이의 상호 관계를 명확히 설정하고, 그 업무에 관한 책임과 권한도 행사할 수 있도록 한다.

4 행정 계획과 평가
(1) 계획 방법
  ① 계획-사업-예산-체계(PPBS ; planning-programming-budgeting-system)
  ② 운영 연구(OR ; Operation research)
  ③ 체계 분석(SA ; system analysis)
  ④ 사업 평가 및 검열 기술(PERT ; programming evaluation and review technique)
(2) 평가 방법
  - 계획 평가, 진행 평가, 결과 평가의 3단계 평가

단원정리문제

01 중앙 보건행정의 장점이 아닌 것은?

① 지역사회의 특성에 맞는 사업을 할 수 없다는 것이 지방화 시대의 행정활동에 역행된다.
② 정부 각 부처 간의 조직이나 기술 인력의 협력이 없이는 불가능한 보건사업을 할 수 있다.
③ 보건사업의 중첩을 피할 수 있다.
④ 법적 규제만으로는 불가능한 보건 사업들이 있기 때문이다.
⑤ 감염병 관리와 같이 지역 단위만으로는 불가능하거나 의미가 없는 것을 할 수 있다.

02 4대 공공사회 보험제도가 아닌 것은?

① 국민건강보험
② 국민연금제도
③ 고용보험제도
④ 산재보험제도
⑤ 의료급여법

03 조직의 원리에 대한 설명으로 틀린 것은?

① 계층화의 원리 : 권한과 책임의 정도에 따라 직무를 등급화 한다.
② 통솔범위의 원리 : 한 사람의 상급자가 효과적으로 통솔할 수 있는 이상적인 부하의 수를 언급한다.
③ 명령통일의 원리 : 한 사람의 하위자는 오직 한 사람의 상관에 의해서만 지시나 명령을 받는다.
④ 일치의 원칙 : 특정인이 담당하는 업무를 전문화하여 분업화시킨다.
⑤ 조정의 원리 : 중복성과 낭비를 배제하고 혼선을 방지하여 공통 목표를 달성할 수 있도록 특정인에게 업무를 조정하는 역할을 부여한다.

▶ ① 중앙 보건행정의 단점

▶ 4대 공공사회 보험제도
- 국민건강보험 : 질병과 부상
- 국민연금제도 : 폐질, 사망, 노령 등
- 고용보험제도 : 실업
- 산재보험제도 : 업무 상의 재해

▶ - 분업화의 원리 : 특정인이 담당하는 업무를 전문화 하여 분업화시킨다.
- 일치의 원칙 : 각 직무 사이의 상호 관계를 명확히 설정하고 그 업무에 관한 책임과 권한도 행사할 수 있도록 한다.

정답 : 1.① 2.⑤ 3.④

04 행정 계획의 방법으로 맞지 않는 것은?

① 계획-사업-예산-체계
② 운영 연구
③ 진행 평가
④ 체계 분석
⑤ 사업 평가 및 검열 기술

▶ 행정의 3단계 평가 : 계획 평가, 진행 평가, 결과 평가 3단계 평가

05 행정 활동의 4대 기본요소가 아닌 것은?

① 조직　　② 인사　　③ 예산
④ 법적 규제　　⑤ 계획

▶ 행정활동의 4대 기본요소
- 조직
- 인사
- 예산
- 법적 규제

06 보건행정의 기본원칙과 관계가 없는 것은?

① 분업화의 원리　　② 조정의 원리
③ 통솔범위의 원리　　④ 명령통일의 원리
⑤ 관리의 원리

▶ 조직의 원리
- 계층화의 원리
- 통솔범위의 원리
- 명령통일의 원리
- 분업화의 원리
- 조정의 원리
- 참조 조직의 원리
- 책임과 권한의 원리

정답 : 4_③　5_⑤　6_⑤

Chapter 11
인구와 보건

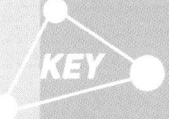

- 인구론이란 인구학 및 인구 분석학적 연구를 의미하는 것으로 인구학은 지역사회 인구의 정태적 특성이나 동태적 특성을 연구하는 학문이며, 인구분석학이란 인구의 구성이나 크기의 변화를 통계적으로 분석하고 평가하는 학문입니다.
- 이번 chapter에서는 인구 이론과 인구 규제 방법, 인구의 성장 단계, 인구 증가 시 문제점과 인구 구성의 일반적 정형(별형, 종형… 등), 생명표 등에 대하여 알아보도록 하겠습니다.

꼭! 알 아 두 기

1. 인구 이론과 인구 규제 방법
2. 인구의 성장 5단계
3. 인구 증가 시 문제점
4. 피라미드형, 종형, 항아리형, 별형(성형), 기타형
5. 생명표와 6종의 생명 함수 정의

CHAPTER 11 인구와 보건

1 인구론

1 말더스주의(Malthusism ; Thomas R. Malthus, 1766~1834)
- 인구 증가는 기하 급수적이고, 식량 증가는 산술 급수적이다.
(1) 규제의 원리 : 인구는 식량에 의해서 규제된다.
(2) 증식의 원리 : 생존 자료(식량)가 증가하면 인구도 증가한다.
(3) 인구 파동의 원리 : 인구는 균형에서 균형 교란으로, 다시 균형 회복으로 부단히 인구의 양적 파동이 주기적으로 반복하게 된다는 원리이다.

2 신말더스주의(Neo-Malthusism)
- 피임에 의한 산아 조절을 주장

2 인구 조사

(1) 정태 통계 : 국제 조사는 일정의 정태 통계에 속한다.
(2) 인구 동태 : 출생, 사망, 전입, 전출, 혼인, 이혼 등의 출생 통계나 사망 통계 등의 보건 통계

* 국세 조사를 최초로 실시한 나라 : 스웨덴
* 우리나라 국세 조사는 1925년의 간이 국세 조사가 처음이고, 매 5년마다 실시된다.

3 인구 성장

1 출생과 사망에 따른 성장
(1) 제 1단계(고위 정지기) : 고출생률과 고사망률인 인구 정지형 (후진국형)
(2) 제 2단계(초기 확장기) : 저사망률에 고출생률인 인구 증가형 (경제개발 초기 단계 국가)
(3) 제 3단계(후기 확장기) : 저사망률에 저출생률인 인구 성장 둔화형 (개발도상국, 한국 등)
(4) 제 4단계(저위 정지기) : 사망률과 출생률이 최저인 인구 성장 정지형 (선진국형)
(5) 제 5단계(감퇴기) : 출생률이 사망률보다 낮은 인구 감소 경향형 (유럽 여러 나라, 북미 등)

2 인구 증가

(1) 사회 증가 = 유입 인구 − 유출 인구
(2) 자연 증가 = 출생 인구 − 사망 인구
(3) 인구 증가 = 자연 증가 + 사회 증가
(4) 조자연 증가율 = 조출생률 − 조사망률
(5) 증가 지수 또는 동태 지수 = 출생 수와 사망 수의 비 또는 조출생률과 조사망률의 비
(6) 재생산율 : 재생산이란 여자가 일생 동안 낳은 여자아이의 평균 수이며, 어머니의 사망율을 무시하는 재생산율을 총재생산율이라 하고, 사망을 고려하는 경우에는 순재생산율이라 한다.

3 한국의 인구 현황과 당면 문제

(1) 남북한 인구 현황
(2) 저출산 현황과 문제
(3) 인구의 고령화 문제
  − 65세 이상 인구 비율
    ① 7% 이상 : 고령화 사회
    ② 14% 이상 : 고령 사회
    ③ 20% 이상 : 초고령 사회

4 인구 문제

1 급속한 인구 증가로 인한 문제

→ 3P : ① Popualtion (인구) ② Pollution (환경 오염) ③ Poverty (빈곤)

2 인구 증가로 야기되는 사회·경제적 문제

(1) 경제 발전의 둔화
(2) 환경 위생의 악화, 교통 문제
(3) 정치적, 사회적 불안
(4) 열악한 소질자의 증가
(5) 부양비의 증가(영국)
(6) 빈곤, 기아
(7) 인구의 도시화, 농촌의 노동력 문제

5 인구 구성

(1) 성비
- 여자 100명에 대하여 남자 인구비를 표시
  - 성비 = $\dfrac{\text{남자 수}}{\text{여자 수}} \times 100$

(2) 연령별 구성
① 영아 인구(1세 미만) ② 소년(유년) 인구(1~14세) ③ 생산 연령(15~64세) ④ 노년 인구(65세 이상) 그러므로 생산 인구(15~64세), 비생산 인구(1세 미만, 1~4세, 65세 이상)

(3) 연령별, 성별 구성의 5대 기본형
① 피라미드형 : 출생률은 높고, 사망률은 낮은 형
② 종형 : 인구 정지형으로 출생률과 사망률이 다 낮은 형
③ 방추형(항아리형) : 선진 국가에서 볼 수 있는 형으로 인구 감퇴형, 출생률이 사망률보다 더 낮은 형
④ 별형(성형) : 생산 연령 인구가 많이 유입되는 도시 지역의 형(유입형)
⑤ 표주박형(기타형) : 별형과 반대로 생산층 인구가 유출되는 농촌에서 볼 수 있는 형(유출형)

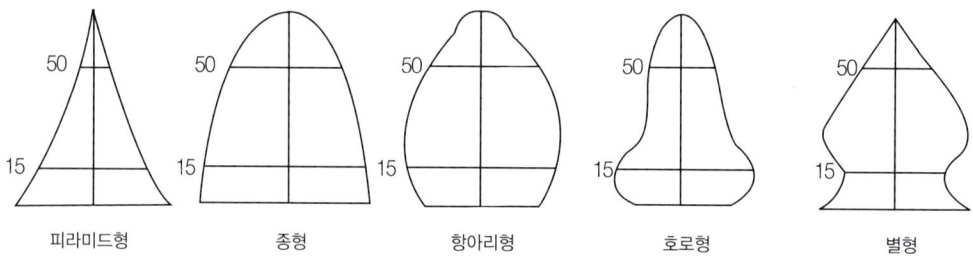

【 인구 구조의 유형 】

6 인구의 생명 현상

(1) 생명표
- 생존 수, 사망 수, 생존율, 사망률, 사력, 평균 여명 등 6종의 생명 함수로 표현하는 것

① 생존 수 : 일정한 출생 수(10만 명)가 어느 연령에 도달했을 때까지 생존할 것으로 기대되는 수
② 사망 수 : X세의 사람 중 "X+1"세에 도달하지 못하고 사망한 자의 수를 X세에서의 사망수
③ 생존율 : X세의 사람 중 X+1세에 도달할 수 있는 자의 비율을 X세에서의 생존율
④ 사망률 : X세의 사람 중 X+1세에 도달하지 못하고, 사망하는 비율을 X세에서의 사망률
⑤ 사력 : X세에 도달한 자가 그 순간에 사망할 수 있는 확률이 1년간 계속된다고 가정한 것
⑥ 평균 여명 : X세의 생존자 수가 X세 이후 생존할 수 있는 연수의 평균

＊평균 수명 : X=0 즉, 0세의 평균 여명

단원정리문제

01 말더스주의에 대한 설명으로 맞지 않는 것은?

① 인구는 식량에 의해서 규제된다.
② 피임에 의한 산아 조절이 가능하다.
③ 생존 자료(식량)가 증가하면 인구도 증가한다.
④ 인구는 균형에서 균형 교란으로, 다시 균형 회복으로 부단히 인구의 양적 파동이 주기적으로 반복하게 된다는 원리이다.
⑤ 인구 증가는 기하 급수적이고, 식량 증가는 산술 급수적이다.

▶ ② 신말더스주의 : 피임에 의한 산아 조절을 주장

02 선진 국가에서 볼 수 있는 형으로 인구 감퇴형으로 출생률이 사망률보다 더 낮은 형은?

① 피라미드형　　② 종형
③ 항아리형　　　④ 별형(성형)
⑤ 기타형

▶ - 피라미드형 : 출생률은 높고, 사망률은 낮은 형
- 종형 : 인구 정지형으로 출생률과 사망률이 다 낮은 형
- 항아리형 : 선진 국가에서 볼 수 있는 형으로 인구 감퇴형, 출생률이 사망률보다 더 낮은 형
- 별형(성형) : 생산 연령 인구가 많이 유입되는 도시 지역의 형(유입형).
- 기타형 : 별형과 반대로 생산층 인구가 유출되는 농촌에서 볼 수 있는형(유출형)

03 인구 증가로 야기되는 사회 · 경제적 현상이 아닌 것은?

① 경제 발전의 가속　　② 환경 위생의 악화
③ 정치적, 사회적 불안　④ 빈곤, 기아
⑤ 부양비의 증가(영국)

▶ 인구 증가로 야기되는 사회 · 경제적 문제
- 경제 발전의 둔화
- 환경 위생의 악화, 교통 문제
- 정치적, 사회적 불안
- 열악한 소질자의 증가
- 부양비의 증가(영국)
- 빈곤, 기아
- 인구의 도시화, 농촌의 노동력 문제

정답 : 1_② 2_③ 3_①

04 신맬더스주의에서 인구 규제 방법은?

① 만혼주의 ② 성순결주의
③ 피임 ④ 도덕적 억제
⑤ 적정 인구주의

▶ 맬더스주의의 만혼과 성순결주의는 현실적으로 실행하기 어렵고, 성범죄와 매음 등의 사회 범죄와 사회악이 발생하였다. 이에 맬더스의 인구론을 지지하면서 인구 억제 정책으로 피임법을 중시하는 신 맬더스주의가 F. Place에 의해 등장하였다.

05 인구는 반드시 생존 자료인 식량에 의해 규제된다는 인구 원리는?

① 증식의 원리 ② 규제의 원리
③ 균형의 원리 ④ 파동의 원리
⑤ 분배의 원리

▶ - 증식의 원리 : 생존 자료(식량)가 증가하면 인구도 증가한다.
- 인구 파동의 원리 : 인구는 균형에서 균형 교란으로, 다시 균형 회복으로 부단히 인구의 양적 파동이 주기적으로 반복하게 된다는 원리이다.

06 급속한 인구 증가로 인한 문제로 맞지 않는 것은?

① 인구, 환경 오염 ② 인구, 빈곤
③ 환경 오염 ④ 빈곤, 환경 오염
⑤ 문화 동화

▶ 3P
① Popualtion (인구)
② Pollution (환경 오염)
③ Poverty (빈곤)

정답 : 4_③ 5_② 6_⑤

07 인구의 성장 5단계 중 산업의 발달, 도시화의 현상으로 대가족이 핵가족화로 여성들의 사회생활이 증가하여 가족계획을 실시하게 되는 단계는?

① 1단계(고위 정지기)   ② 2단계(초기 정지기)
③ 3단계(후기 확장기)   ④ 4단계(저위 정지기)
⑤ 5단계(감퇴기)

▶ 제3단계(후기 확장기)
- 저사망률에 저출생률인 인구 성장 둔화형(개발도상국, 한국 등)

08 인구 성장의 단계 중 소산소사의 특징이 있으며, 인구가 정지 상태에 머물게 되는 시기는?

① 1단계(고위 정지기)   ② 2단계(초기 정지기)
③ 3단계(후기 확장기)   ④ 4단계(저위 정지기)
⑤ 5단계(감퇴기)

▶ - 제 1단계(고위 정지기) : 고출생률과 고사망률인 인구 정지형(후진국형)
- 제 2단계(초기 확장기) : 저사망률에 고출생률인 인구 증가형(경제 개발 초기 단계 국가)
- 제 3단계(후기 확장기) : 저사망률에 저출생률인 인구 성장 둔화형(개발도상국, 한국 등)
- 제 4단계(저위 정지기) : 사망률과 출생률이 최저인 인구 성장 정지형(선진국형)
- 제 5단계(감퇴기) : 출생률이 사망률보다 낮은 인구 감소 경향형(유럽 여러 나라, 북미 등)

09 저사망률에 고출생률인 인구 증가형으로 경제개발 초기 단계 국가에서 볼 수 있는 형은?

① 피라미드형   ② 항아리형   ③ 종형
④ 표주박형   ⑤ 호로형

▶ - 피라미드형 : 출생률은 높고, 사망률은 낮은 형
- 종형 : 인구 정지형으로 출생률과 사망률이 다 낮은 형
- 항아리형 : 선진국가에서 볼 수 있는 형으로 인구 감퇴형, 출생률이 사망률보다 더 낮은 형
- 별형(성형) : 생산 연령 인구가 많이 유입되는 도시 지역의 형(유입형).
- 표주박형(기타형) : 별형과 반대로 생산층 인구가 유출되는 농촌에서 볼수 있는 형(유출형)

정답 : 7_③ 8_④ 9_①

Chapter 11 인구와 보건 | 147

10 인구 구조의 유형 중 종형에 대한 설명이 아닌 것은?

① 인구가 정지하는 특성을 갖는다.
② 0~14세 인구가 50세 인구의 2배와 비슷하다.
③ 저출생, 저사망 지역의 인구 유형이다.
④ 생산 연령층 인구 유입이 특징이다.
⑤ 선진국의 인구 유형이다.

11 다음 중 인구 정태와 인구 동태의 설명으로 맞는 것은?

> 가. 인구 동태의 사회·경제적 요인은 전입·전출의 이동
> 나. 인구 동태는 어느 일정 기간에 있어 인구의 변동 사항
> 다. 인구 정태는 자연적·사회적·경제적 구조에 관한 자료를 산출
> 라. 인구 정태는 조사 시점에 있는 인구의 상태

① 가, 나, 다   ② 가, 다   ③ 나, 라
④ 라   ⑤ 가, 나, 다, 라

12 국세 조사를 최초로 실시한 나라는?

① 미국   ② 영국   ③ 독일
④ 스웨덴   ⑤ 프랑스

13 평균 수명이란?

① 0세의 평균 여명   ② 60세의 수명
③ 65세의 수명   ④ 77세의 수명
⑤ 80세의 수명

단원정리문제 해설

▶ 생산 연령층의 인구 유입은 도시 지역에서 볼 수 있는 별형의 특징이다.

▶ 정태 통계
 - 국제조사는 일종의 정태 통계
▶ 인구 동태
 - 출생, 사망, 전입, 전출, 혼인, 이혼 등의 출생 통계나 사망 통계 등의 보건 통계

▶ 국세 조사를 최초로 실시한 나라는 1749년의 스웨덴이다.

▶ 평균 수명
 - X = 0 즉, 0세의 평균 여명

정답 : 10_④ 11_⑤ 12_④ 13_①

14 인구의 특성 중 부양비의 증가와 거리가 먼 것은?

① 노령 인구의 상대적 증가
② 소아 인구의 상대적 증가
③ 생산 능력 인구의 상대적 감소
④ 비생산층 인구의 감소
⑤ 출생률 높은 개발도상국

▶ 부양비의 증가는 비생산층 인구, 즉 15세 미만 인구와 65세 이상 인구의 증가를 의미한다.

15 다음 중 전입·전출이 없고, 출생·사망의 증감만 있는 인구는?

① 정지 인구   ② 안정 인구
③ 개방 인구   ④ 봉쇄 인구
⑤ 모형 인구

▶ - 봉쇄 인구 : 전입·전출이 없고 출생·사망의 증감만 있는 인구, 남녀 인구가 거의 동등하다.
- 개방 인구 : 장년 증감 이외에 유입·전출이 있는 인구, 지역의 산업 구조에 따라 성비의 균형이 깨지기도 한다.
- 상주 인구 : 현재 인구 + 일시 부재 인구 = 일시 현재 인구

16 우리나라 인구 구조 조사 결과 0~14세의 인구가 65세 이상 인구의 2배가 되지 못하였다. 이것이 의미하는 것은?

① 출생률도 높고, 사망률도 높다.
② 출생률도 낮고, 사망률도 낮다.
③ 출생률, 사망률이 모두 낮아 인구가 감소중이다.
④ 출생률, 사망률이 모두 높아 인구가 증가중이다.
⑤ 생산 활동 인구가 높다.

▶ 한국의 인구 현황과 당면 문제
- 남·북한 인구 현황
- 저출산 현황과 문제
- 인구의 고령화 문제

정답 : 14_④ 15_④ 16_③

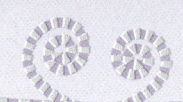

17 생명표에 포함되지 않는 것은?

① 생존 수　　② 평균 여명　　③ 사망 수
④ 평균 수명　　⑤ 사망률

▶ 생명표
　- 생존 수, 사망 수, 생존율, 사망률, 사력, 평균 여명 등 6종의 생명 함수로 표현

18 설명에 대해 옳지 않은 것은?

① 생존 수 : 일정한 출생 수(10만 명)가 어느 연령에 도달했을 때까지 생존할 것으로 기대되는 수
② 사망 수 : X세의 사람 중 "X+1"세에 도달하지 못하고 사망한 자의 수를 X세에서의 사망 수
③ 생존율 : X세의 생존자 수가 X세 이후 생존할 수 있는 연수의 평균
④ 사망률 : X세의 사람 중 X+1세에 도달하지 못하고, 사망하는 비율을 X세에서의 사망률
⑤ 사력 : X세에 도달한 자가 그 순간에 사망할 수 있는 확률이 1년간 계속된다고 가정한 것

▶ - 생존율 : X세의 사람 중 X+1세에 도달할 수 있는 자의 비율을 X세에서의 생존율
　- 평균 여명 : X세의 생존자 수가 X세 이후 생존할 수 있는 연수의 평균을 X세에서의 평균 여명

19 한 명의 여자가 일생 동안 낳은 여아의 총수는?

① 순재생산율　　② 총재생산율
③ 모성생산율　　④ 여성생산율
⑤ 표본 여성생산율

▶ - 재생산률 : 한 여성이 다음 세대에 남긴 어머니의 수 또는 여아의 평균 수
　- 총재생산율 : 한 여성이 일생 동안 낳은 여아의 총 수
　- 순재생산율 : 총재생산율에 모성까지 생존을 곱한 율

정답 : 17_④　18_③　19_②

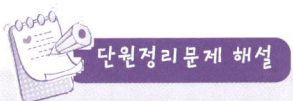

20 순재생산율이 1.0이라면 무엇을 의미하는가?

① 1세대와 2세대 간의 여자 수가 같다.
② 1세대 여자 수가 2세대 여자 수보다 10배 크다.
③ 그 해 1년 동안 출생한 남녀의 비가 1이다.
④ 1세대의 여자 수가 1년 동안 출산한 자녀 수이다.
⑤ 인구의 자연 증가율이 1.0% 이상이다.

▶ 인구 순재생산율이 1.0이라면 인구 증감은 없고, 1.0 이하이면 인구의 감소, 1.0 이상이면 인구의 증가를 뜻한다.

21 부양비에 대한 설명으로 맞는 것은?

① 비경제 활동 인구에 대한 경제 활동 인구의 비로 계산한다.
② 우리나라에서는 농촌보다 도시에서 높다.
③ 생산 연령 인구가 많을수록 발전 가능성은 희박하다.
④ 생산 가능 연령은 20~26세 인구를 의미한다.
⑤ 부양비가 높다는 것은 경제 수준이 낮음을 의미한다.

▶ 부양비는 총 인구 중에서 생산 가능 연령층(15~64세) 인구에 대한 비생산 연령층(0~14세, 65세 이상 인구의 합) 인구의 백분율로서 생산 가능 연령층 인구가 부양해야 하는 경제적 부담을 나타내는 지표이다.

22 한 시점에서 어느 지역의 인구 구조 형태를 반영하는 것은?

가. 출생 시 성비
나. 출산력
다. 연령 및 성별 사망률
라. 연령 및 성별 인구 이동

① 가, 나, 다   ② 가, 다   ③ 나, 라
④ 라   ⑤ 가, 나, 다, 라

▶ 결정 인자
- 출생 시 성비
- 인구 이동
- 연령별 성별 사망률
- 출산력

정답 : 20_① 21_⑤ 22_⑤

23 인구 구조 유형에 대한 설명으로 틀린 것은?

① 피라미드형 : 추진국형, 출생률과 사망률이 모두 높은 인구 증가형이다.
② 종형 : 선진국형, 출생률과 사망률이 모두 낮은 정치형이다.
③ 항아리형 : 전출형, 국가 경쟁력 약화 우려가 있다.
④ 기타형 : 농촌형으로 청·장년층의 유출과 출산력 저하로 유년층의 비율이 낮다.
⑤ 스타형 : 전입형 또는 도시형, 유년층의 비율이 높다.

24 다음 중 노인 부양비가 늘어나는 인구 구조 모형은?

① 피라미드형 ② 항아리형 ③ 종형
④ 호로형 ⑤ 별형

▶ 항아리형
- 일부 선진 국가
- 출생률과 사망률이 모두 낮으면서 출생률이 사망률보다 낮음.
- 0~14세 인구가 50세 이상 인구의 2배가 안 됨.
- 국가 경쟁력 약화 우려

▶ 호로형(농촌형)
- 전출형 또는 유출형
- 15~49세 인구가 전체 인구의 50% 미만
- 청·장년층의 유출에 의한 출산력 저하로 유년층의 비율이 낮음.

정답 : 23_③ 24_④

Chapter 12

보건 영양

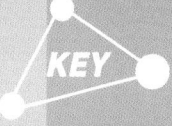

- 국민의 건강은 음식물의 위생적 조건에 따라서 영향을 받지만, 음식물의 영양적 조건에 따라서도 영향을 받게 됩니다.
- 각종 결핍 증상이나 질병의 원인이 되므로 국민 모두가 영양적으로 균형 있는 훌륭한 식생활을 할 수 있도록 관리하는 것은 매우 중요합니다.
- 이번 chapter에서는 영양소와 영양소의 작용, 각종 결핍증과 영양장애 유형, 영양상태의 판정법 등에 대하여 알아보도록 하겠습니다.

꼭! 알 아 두 기

1. 5대 영양소
2. 영양소의 3대 작용
3. 단백질, 탄수화물, 지방, 무기염류의 각 특징
4. 비타민 작용과 결핍증
5. 기초대사의 정의와 특성
6. 학교급식의 목적
7. 영양 상태의 객관적 판정법
8. 영양장애 유형

CHAPTER 12 보건 영양

1 보건 영양의 개념

- 지역사회 전 주민의 건강을 위해서 음식물(영양)과 인간과의 관계를 연구하는 학문 개인을 중심으로 하는 것이 아니고 지역사회 전 주민의 식생활에 있어서의 결함을 제거하고 개선하여 영양 부족이나 결핍이 없도록 하는 데에 있기 때문에 지역 사회영양학이라고도 한다.

2 영양소의 작용

1 5대 영양소
(1) 에너지원 : 단백질, 탄수화물, 지방질
(2) 조절소 : 무기질, 비타민

2 영양소의 3대 작용
(1) 신체의 열량 공급 작용(단백질, 당질, 지질)
(2) 신체의 조직 구성(단백질, 무기질)
(3) 신체의 생리 기능 조절(비타민, 무기질)

3 단백질
(1) 1g당 4kcal의 열량을 낸다.
(2) 1일 필요량 : 체중 1kg당 1g이지만 1.3~1.6g이 되어야 충분하다.
(3) 작용 : 신체 구성 성분, 칼로리원, 효소와 호르몬의 성분, 면역체와 항독 물질의 주성분
(4) 결핍증 : 발육 정지, 신체 소모, 부종, 빈혈, 감염병에 대한 저항력 감소

4 탄수화물
(1) 구성 : C, H, O
(2) 1g당 4kcal의 열량을 낸다.
(3) 중요한 열량원으로서 이용률이 90%나 된다.
(4) 특징
　① 체내에서 산화 분해되기 쉬우며, 신체에 부담을 주지 않는다.

② 피로를 빨리 회복시키는 효과와 활발한 활동을 하는 사람에게는 많이 필요하나 과량 섭취는 비만증의 원인이 된다.

5 지방

(1) 1g당 9kcal의 열량을 낸다.
(2) 지용성 비타민(Vit. D, E, K)을 많이 함유하며, 동시에 프로비타민 A의 흡수를 돕는다.
(3) 인체의 체온을 유지하고 피부를 부드럽게하며, 많은 칼로리를 발생한다.

6 무기염류

(1) 식염(NaCl) : 근육 및 신경의 자극, 전도, 삼투압의 조절 등 조절소의 기능. 부족하면 열중증의 원인이 됨.
(2) 칼슘(Ca) : 뼈, 치아의 주성분
(3) 철분(Fe) : 혈액의 구성 성분, 체내 저장이 안 되므로 음식물을 통해서 보충해야 함.
(4) 인(P) : 뼈와 뇌신경의 주성분, 부족하면 뼈 및 신경 작용의 장애가 생기고 저항력의 약화 초래
(5) 요오드(I) : 갑상샘 기능 유지 작용, 해조류에 많음. 특히 임산부에 더 많이 공급

7 비타민 작용과 결핍증

(1) 비타민 A : 결핍 시 세균 및 기생충 감염에 대한 저항력 저하와 안구건조증, 야맹증을 초래
(2) 비타민 B
  ① B_1 부족 : 각기 증상
  ② B_2 부족 : 성장 정지, 입술 (구순)염, 설염
  ③ Niacin, Niacinamide 부족 : pellagra
  ④ B_6 부족 : 피부염
  ⑤ B_{12} 부족 : 빈혈증
(3) 비타민 C : 체내에서 결합 조직을 구성하는 콜라겐 형성에 꼭 필요
(4) 비타민 D : 결핍 시 구룻병
(5) 비타민 E : 결핍 시 생식 기능장애로 불임증 및 유산의 원인

3 열량대사

1 기초대사

(1) 인간의 기본적인 생명을 유지하기 위한 에너지 대사
(2) 생명 유지에 필요한 생리적 최소의 에너지량 = 기초대사량(BMR ; basal metabolism rate)
(3) 기초대사의 항일성 : 체중 1kg당 한 시간에 1kcal로서 BMR 치의 변동이 5% 앞뒤로 항상 일정
(4) 측정 조건 : 식후 12~18시간이 경과한 이른 아침 18~20℃의 실내에서 정신적으로 안정된 상태로 조용히 누워있을 때
(5) 격외대사 : 일상생활에 기초대사 이외에도 여러 가지 활동을 위한 에너지

2 작업대사(=운동대사)

- 육체적 활동, 즉 근육 수축이 일어나는 과정에 필요한 에너지

【 근로강도별 에너지 대사율과 생활활동 지수 】

근로강도	주 작업의 RMR	생활활동 지수(x)
경작업	0.0 ~ 0.9	0.38
중등 작업	1.0 ~ 1.9	0.54
중작업	2.0 ~ 3.9	0.82
격노동	4.0 ~ 4.9	1.08

4 학교급식

1 학교급식의 목적

(1) 보건적 목적
  ① 영양 개선과 건강 증진
  ② 학생 자신은 물론 간접적으로 지역주민의 식생활 양식과 식습성 바로잡아 지역주민의 건강 향상

(2) 교육 목적
  ① 편식의 시정
  ② 올바른 식생활 교육
  ③ 식생활 양식 개선
  ④ 영양에 대한 올바른 교육

(3) 목적
  ① 성장기 어린이의 발육과 심신의 발달 및 건강 증진
  ② 올바른 식생활 습관 및 식생활 예절 교육
  ③ 편식의 교정 및 결핍증 예방
  ④ 질서 의식과 협동 정신 함양
  ⑤ 영양에 관한 지식 및 식품의 생산과 소비에 관한 지식
  ⑥ 학력 향상 등에 기여

5 영양 상태의 판정

1 주관적 판단법
- 의사의 시진이나 촉진, 빈혈, 부종 등 임상 증상으로 판정

2 객관적 판정법
(1) Kaup 지수
① 영유아기부터 학령 전반기까지, 22이상은 비만, 15이하는 마른아이
② Kaup 지수 = 체중 (kg)/(키 (cm)) 2×104

(2) Rohrer 지수
① 학령기 이후의 소아, 160이상은 비만, 110 미만은 마른아이
② Rohrer 지수 = 체중(kg)/(키(cm))3×107

(3) 표준 체중
① 동일 연령, 동일한 성에 있어서 사망률이 가장 낮은 체중
② 표준 체중의 산출은 키에 따라 달리 계산하는 Broca 변법이 잘 이용된다.
    a. 키 150cm 미만 : (키 cm − 100) × 1.0
    b. 키 150~160cm : (키 cm − 150) ÷ 2 + 50
    c. 키 161cm 이상 : (키 cm − 100) × 0.9 → 이 방법은 주로 성인의 경우 적용

(4) 체질량 지수 (BMI)
① 20 미만은 저체중, 20 이상은 정상 체중, 25 이상은 과체중, 30 이상은 비만, 40 이상은 극도 비만
② 체질량 지수 (BMI) = 체중 (kg) ÷ (키 (m) × 키 (m))

6 영양장애 유형

(1) **결핍증** : 필요 영양소의 결핍으로 발생되는 병적 상태
(2) **저영양** : 열량 섭취 부족 상태
(3) **영양 실조증** : 영양소의 공급이 질적, 양적 부족으로 나타난 불건강 상태
(4) **기아 상태** : 저영양과 영양 실조증이 함께 발생된 상태
(5) **비만증** : 체지방의 이상 축적 상태

    ＊Marasmus증 : 모유나 인공 영양의 공급이 부족하거나 비위생적인 수유로 인해서 설사가 계속되는 형상
    ＊Kwashiorkor증 : 단백질과 무기질이 부족한 음식물을 장기적으로 섭취함으로써 발생되는 단백질 결핍 현상

단원정리문제

01 신체의 열량 공급작용에 관여하는 것은?

| 가. 단백질 | 나. 당질 |
| 다. 지질 | 라. 비타민 |

① 가, 나, 다 ② 가, 다 ③ 나, 라
④ 라 ⑤ 가, 나, 다, 라

▶ 조절소 - 무기질, 비타민

02 모유나 인공영양의 공급이 부족하거나 비위생적인 수유로 인해서 설사가 계속되는 형상으로 후진국에서 많이 보이는 것은?

① 결핍증 ② 저영양 ③ Marasmus증
④ Kwashiorkor증 ⑤ 기아 상태

▶ - 결핍증 : 필요 영양소의 결핍으로 발생되는 병적 상태
- 저영양 : 열량 섭취 부족 상태
- 기아 상태 : 저영양과 영양 실조증이 함께 발생된 상태
- Kwashiorkor증 : 단백질과 무기질이 부족한 음식물을 장기적으로 섭취함으로써 발생되는 단백질 결핍 현상

03 다음 무기질의 설명 중 맞지 않는 것은?

① 식염(NaCl) : 근육 및 신경의 자극, 전도, 삼투압의 조절 등 조절소의 기능, 부족하면 열중증의 원인이 되며, 탈력감이 생긴다.
② 칼슘(Ca) : 뼈, 치아의 주 성분이다.
③ 철분(Fe) : 혈액의 구성 성분, 체내 저장이 안 되므로 음식물을 통해서 보충해야 한다.
④ 인(P) : 부족하면 열중증의 원인이 되며, 탈력감이 생긴다.
⑤ 요오드(I) : 갑상샘 기능 유지에 작용, 해조류에 많음. 특히 임산부에 더 많이 공급한다.

▶ - 인(P) : 뼈와 뇌신경의 주 성분, 부족하면 뼈 및 신경 작용의 장애가 있고, 저항력의 약화 초래
- 식염(NaCl) : 부족하면 열중증의 원인이 되며, 탈력감이 생김.

정답 : 1.① 2.③ 3.④

04 비타민 작용과 결핍증으로 맞지 않는 것은?

① 비타민 A : 결핍 시 세균 및 기생충 감염에 대한 저항력 저하와 안구건조증, 야맹증을 초래한다.
② 비타민 B_1 : 결핍 시 각기 증상이 나타난다.
③ 비타민 C : 체내에서 결합 조직을 구성하는 콜라겐 형성에 꼭 필요하다.
④ 비타민 B_{12} : 결핍 시 빈혈증이 나타난다.
⑤ 비타민 E : 결핍 시 구룻병을 초래한다.

05 단백질, 탄수화물, 지방 특성 설명 중 틀린 것은?

① 단백질이 부족할 시 발육 정지, 신체 소모, 부종, 빈혈, 감염병 저항력 감소 등이 나타난다.
② 단백질은 체중 1kg당 1g이지만 1.3~1.6g이 되어야 충분하다.
③ 탄수화물은 체내에서 산화 분해되기 쉬우며, 신체에 부담을 주지 않는다.
④ 지방은 피로를 빨리 회복시키는 효과와 활발한 활동을 하는 사람에게는 많이 필요하나 과량 섭취는 비만증의 원인이 된다.
⑤ 지방은 인체의 체온을 유지하고 피부를 부드럽게 하며 많은 칼로리를 발생한다.

06 단백질 100g, 지질 30g, 탄수화물 50g 일 때 칼로리는?

① 720kcal   ② 800kcal   ③ 870kcal
④ 1,120kcal   ⑤ 1,370kcal

07 지방의 기능이 아닌 것은?

① 열량원   ② 포만감
③ 체온 조절   ④ 체온 유지
⑤ 삼투압 조절

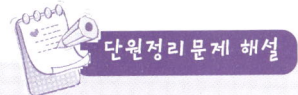

단원정리 문제 해설

▶ 비타민 E
  - 결핍 시 생식 기능장애로 불임증 및 유산의 원인
▶ 비타민 D
  - 결핍 시 구룻병

▶ ④ 탄수화물에 대한 설명이다.

▶ $100 \times 4 + 30 \times 9 + 50 \times 4 = 870$ kcal

▶ 지질의 영양적 기능
  - 농축된 열량원, 효율적인 에너지 저장고, 지용성 비타민 흡수 촉진, 맛, 향미 제공 및 포만감, 체온 조절 및 장기 보호 기능

정답 : 4_⑤ 5_④ 6_③ 7_⑤

08 학교급식의 목적이 아닌 것은?

① 성장기 어린이의 발육과 심신의 발달 및 건강 증진
② 올바른 식생활 습관 및 식생활 예절교육
③ 편식의 교정 및 결핍증 예방
④ 질서의식과 협동정신 결여
⑤ 학력 향상 등에 기여

09 무기질의 역할이라고 할 수 없는 것은?

① 혈액 응고작용
② 근육의 수축작용
③ 체액 조절작용
④ 체온 유지작용
⑤ 소화액 및 호르몬 생성과 그 작용

10 영유아기부터 학령기 전까지 이용하는 신체 계측 방법은?

① 허리-엉덩이 둘레 비   ② Broca 지수
③ Rohrer 지수   ④ Kaup 지수
⑤ 체질량 지수(BMI)

11 비만 판정 지수에 관한 설명 중 맞지 않는 것은?

① BMI – 30 이상이면 비만
② Rohrer 지수 – 160 이상이면 비만
③ Broca 지수 – 남자 20% 이상이면 비만
④ Kaup 지수 – 15 이상이면 비만
⑤ 복부 비만 지수 – 여자 0.83 이상이면 비만

단원정리문제 해설

▶ 학교급식은 질서의식과 협동정신을 함양시킨다.

▶ 무기물은 신체 구성 성분인 동시에 신체 기능 조절에 큰 역할을 한다. 뼈나 치아 등의 구성 재료, 근육의 수축 작용, 혈액 응고작용, 체액 조절작용, 신경 전도작용, 소화액 및 호르몬 생성과 그 작용, 산소 및 탄산 가스 운반작용 등

▶ Kaup 지수
- 영유아기부터 학령 전반기까지, 22 이상은 비만, 15 이하는 마른아이

▶ ④ Kaup 지수
- 13 미만은 아주 마름, 13~15는 마른편, 15~18은 정상, 18~20은 약간 과체중, 20 이상은 비만
▶ ⑤ 복부 비만 지수
- 남자 0.91 이상
- 여자 0.83 이상이면 비만

정답 : 8.④ 9.④ 10.④ 11.④

Chapter 13

모자보건

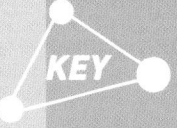

- 태아로부터 영아까지의 시기는 모성과 불가분의 관계에 있는 시기이기 때문에 모성보건 관리도 특별히 중요하며, 미래 주인공을 건강하게 기른다는 면과 모성보건 관리대상(15~49세)의 인구 집단이 크다는 면에서도 모자보건의 중요성은 강조되어야 합니다.
- 이번 chapter에서는 모자보건의 중요성과 주요 사망 원인, 관련 질환, 영아 사망 원인, 조산아의 보건 관리에 대하여 알아보도록 하겠습니다.

꼭! 알아두기

1. 모자보건의 중요성
2. 모성 사망의 주요 원인
3. 임신, 분만 관련 질환(임신 중독증, 유산, 조산, 사산, 자궁 외 임신과 이상 출혈, 산욕열)
4. 선진국과 후진국의 영아 사망 원인
5. 조산아 보건 관리

CHAPTER 13 모자보건

1 모성보건 관리

- 제2차 성징이 나타나는 생식기로부터 폐경기에 이르는 모든 여성(15~49세)에 대한 보건 관리
- 협의로 보면 임신, 분만, 수유기의 여성(20~40세)으로 하는 보건 관리
- 모성 자신뿐만 아니라 태아 및 출생아의 건강 관리라는 두 가지 의미를 지니기 때문에 중요

1 모성 사망의 주요 원인

(1) 출혈성 질환
(2) 고혈압성 질환(임신중독증, 자간증)
(3) 자궁 외 임신(유산)
(4) 감염증(패혈증, 산욕열)

2 모성 질병과 이상

(1) 임신중독증
- 임신 후반기에 다발, 임산부 사망의 최대 원인이며 유산, 조산, 사산 및 주산기 사망의 주요 원인

(2) 유산, 조산, 사산
① 유산 : 임신 7개월(제28주)까지의 분만
② 조산 : 임신 제28~38주 사이의 분만
③ 사산 : 죽은 태아를 분만
④ 정기산 : 제39~42주 사이의 4주간 사이의 분만
⑤ 과기산 : 제42주 이후의 분만

(3) 자궁 외 임신과 이상 출혈
- 임균성 및 결핵성 난관염과 인공유산 후의 염증 등이 원인이 되는 경우가 많으며, 이 경우는 난관 및 자궁 파열 등에 의한 출혈과 극심한 복통을 호소하게 된다.

(4) 산욕열
- 산욕기(출산 6~8주 사이) 감염에 의한 심한 발열 현상

＊모성 보건의 3대 사업 : ① 산전 보호 ② 분만 보호 ③ 산욕 보호

2 영유아 보건 관리

(1) 영유아기
    ① 초생아 : 출생 1주
    ② 신생아 : 출생 4주
    ③ 영아 : 출생 4주~1년
    ④ 유아 : 출생 1년~4년(입학 전 4세 이하)

(2) 영아 사망 원인
    ① 선진 국가 : 출생아의 고유 질환, 출생 시 손상, 조산아 등 선천적 원인
    ② 후진 국가 : 폐렴, 기관지염, 장염, 조산아의 결함 등 예방 가능한 원인

(3) 조산아
    - WHO에 의하면 체중 2.5kg 이하의 저체중아와 임신 28~38주 이내의 출생아를 조산아로 규정

1 조산아의 결함

(1) 체온의 조절 불능
(2) 호흡장애
(3) 소화장애
(4) 조혈 능력 부족
(5) 질병 감염률이 높고, 독성에 대한 감수성이 높다.

2 조산아의 4대 관리

(1) 체온 보호
(2) 감염 방지
(3) 영양 보급
(4) 호흡 관리

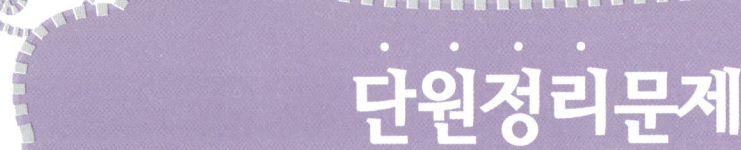

단원정리문제

01 다음 설명 중 틀린 것은?

① 유산 : 임신 제34주까지의 분만
② 조산 : 임신 제28~38주 사이의 분만
③ 사산 : 죽은 태아를 분만
④ 정기산 : 제39~42주 사이의 4주간 사이의 분만
⑤ 과기산 : 제42주 이후의 분만

▶ 유산은 임신 7개월(제28주)까지의 분만

02 WHO에서 말하는 조산아의 기준은?

① 체중 2.5kg 이하와 임신 37주 이내의 출생아
② 체중 2.3kg 이하와 임신 20~30주 이내의 출생아
③ 체중 2.0kg 이하와 임신 25~35주 이내의 출생아
④ 체중 1.8kg 이하와 임신 35~40주 이내의 출생아
⑤ 체중 1.5kg 이하와 임신 20~30주 이내의 출생아

▶ WHO에 의한 조산아 : 2.5kg 이하, 임신 37주 이내 출생아

03 조산아의 결함이 아닌 것은?

① 체온의 조절 불능
② 호흡장애
③ 소화장애
④ 조혈 능력 부족
⑤ 질병 감염률이 높고, 독성에 대한 감수성이 낮다.

▶ 질병 감염률이 높고, 독성에 대한 감수성이 높다.

정답 : 1_① 2_① 3_⑤

04 유산, 사산, 조산의 주요 원인은?

① 산욕열
② 자궁 외 임신
③ 임신중독증
④ 출혈
⑤ 감염

05 모자보건 사업의 목적은?

① 모자의 건강 증진과 생명의 보호 및 질병, 상해 등을 예방하여 국민 보건을 향상시키기 위함이다.
② 가족계획 사업을 강화하기 위함이다.
③ 양친으로 하여금 신생아를 위한 정서적·사회적으로 좋은 환경을 이룩할 수 있도록 도와주기 위함이다.
④ 태아의 건강한 출산과 쉬운 분만을 위함이다.
⑤ 분만 시까지의 모자 건강 요구를 충족시키기 위함이다.

06 조산아의 4대 관리가 아닌 것은?

① 체온 보호
② 감염 방지
③ 영양 보급
④ 자세 관리
⑤ 호흡 관리

07 선진국에서 영유아 사망의 원인으로 크게 문제되는 것은?

가. 미숙아	나. 위장염
다. 선천성 기형	라. 폐렴

① 가, 나, 다
② 가, 다
③ 나, 라
④ 라
⑤ 가, 나, 다, 라

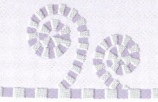 **단원정리문제 해설**

▶ 모성 사망의 원인은 임신중독증, 출혈, 감염, 자궁 외 임신, 산욕열, 유산 등이며, 유산, 조산, 사산은 임신중독증, 매독, 결핵, 비타민 결핍, 콩팥염, 급·만성 감염병 발생 시 일어난다.

▶ 모자보건 사업의 목적은 모성의 생명과 건강을 보호하고 건전한 자녀의 출산과 양육을 도모하여 국민 보건의 향상에 이바지하기 위함이다.

▶ 조산아의 4대 관리
- 체온 보호
- 감염 방지
- 영양 보급
- 호흡 관리

▶ 후진국의 영유아 사망은 영양 실조, 위장염, 폐렴 등이 주 사망 원인이다.

정답 : 4_③ 5_① 6_④ 7_②

Chapter 13 모자보건

08 선진국과 개발도상국의 모성 사망률의 차이를 설명하는데 가장 관련이 적은 것은?

① 감염
② 산후 출혈
③ 임신중독증
④ 인공유산
⑤ 선천성 기형

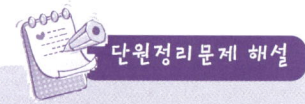

▶ 모성 사망의 주요 원인
- 선진국 : 임신성 고혈압, 출혈, 감염(3대 원인), 70년대 이후 색전증이 가장 많은 경우
- 아프리카, 아시아 : 인공유산, 난산, 출혈, 감염, 임신성 고혈압
- 우리나라 : 출혈(25.8%), 임신성 고혈압(16.3%), 색전증(15.6%)
- 참고로 임신성 고혈압, 감염은 감소 추세이나 출혈은 감소 추세 아님.

정답 : 8_⑤

Chapter 14

성인 및 노인보건

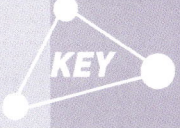

- 보건 수준의 향상과 의학의 발달 및 환경 위생의 향상 등은 감염병의 발생을 감소시키고 있으며, 식생활과 문화 수준의 향상은 결핍성 질병을 감소시키고 있는 반면에 성인병의 발생은 증가 추세에 있습니다.
- 또한 우리나라 65세 이상 노인 인구의 구성비가 매년 증가하고 있어 2020년 이후에는 노령화 사회에서 고령화 사회로 이행될 것으로 전망됩니다.
- 성인의 건강 관리를 위해서는 성인병 발생의 원인을 미연에 제거, 조기발견과 치료, 악화를 예방해 가는 일이 중요하며, 40세 이후의 건강 관리는 정기적 건강진단, 식사 조절, 강한 육체 노동과 감정적 자극의 감소, 적당한 운동, 취미생활, 여행, 휴식 등의 활동이 필요합니다.

꼭! 알  기

1. 우리나라 사망 순위
2. 성인병의 주요 발생 원인
3. 주요 성인병의 종류와 특징
4. 노인의 3대 문제
5. 주요 노화 현상
6. 비만증의 주요 요인과 5D's

CHAPTER 14 성인 및 노인보건

1 성인병 발생 현황

1 성인병
- 성인이라는 생리적 조건이나 장기간의 부적절한 생활 습관의 지속에 의해 발생되는 비감염적 만성 질병을 총칭한다.

2 성인병 발생 현황
- 5대 사망 원인(2005년도 한국)
  ① 암
  ② 뇌혈관 질환
  ③ 심장 질환
  ④ 자살
  ⑤ 당뇨병

3 성인병의 주요 발생 원인
- 지나친 흡연 및 음주, 잘못된 식습관, 지나친 스트레스 축적, 각종 유해 환경에 반복적 노출, 내분비 계통의 이상 변화, 면역학적 기전의 변화, 노령화

2 성인병의 종류

1 고혈압
- 최고 혈압 (수축기) : 160 이상, 최저 혈압 (이완기) : 90 이상
(1) 원인
  ① 본태성 고혈압 (1차성) : 원인을 알 수 없음 (95% 이상)
  ② 속발성 고혈압 (2차성) : 다른 병에 의해 발생 (5% 앞뒤)
(2) 원인 분명 : 콩팥에 병이 생겼을 경우, 호르몬 계통에 이상이 있는 경우

2 심장마비와 동맥경화증
- 동맥경화증이란 대동맥이나 중등도의 동맥 혈관 내벽이 비후되어 탄력성이 줄어들고, 혈류를 방해하거나 cholesterol이 축적되어 혈액 순환이 정상으로 이루어지지 못하는 질병이다.

3 뇌졸중
- 뇌졸중이란 뇌혈관의 급격한 순환장애로 인한 질환을 총칭하는 말로서, 뇌출혈(고혈압으로 혈관이 터져서 뇌조직을 압박)과 뇌경색(혈전이나 색전으로 혈관이 막혀서 발생)으로 나눈다.

4 악성 신생물(악성 종양 또는 암)
- 조직의 병적 증식을 혹 또는 종양이라 하는데, 보통 혹은 양성 종양이라 하고, 증식을 멈추지 않고 계속자라며 죽음에 이르도록 하는 혹을 악성 종양 또는 암이라고 한다.

5 당뇨병
- 탄수화물의 섭취로 형성된 혈당량이 정상인보다 늦게 떨어지는 증후군

3 노령화와 노인성 질환

1 노인의 3대 문제
(1) 경제 능력 부족
(2) 질병(불건강)
(3) 소외

2 주요 노화 현상
(1) 순환기능 저하
(2) 소화기능 저하
(3) 호흡기능 저하
(4) 신경기능 및 정신기능 저하

3 노인건강 관리
(1) 정기적 건강 진단
(2) 식사 조절
(3) 강한 육체 노동과 감정적 자극의 감소
(4) 적당한 운동, 취미생활, 여행, 휴식 등의 활동

4 성인의 건강관리

1 음주와 건강관리

2 흡연과 건강관리

3 체중관리

    (1) 비만증의 주요 요인

        ① 지나친 초과 열량 섭취

        ② 내분비계 장애

        ③ 운동 부족

        ④ 유전적 요인

        ⑤ 생리적, 심리적 요인

    (2) 비만증 환자에게 잘 발생하는 5D's

        ① 용모 손상

        ② 불편

        ③ 무능

        ④ 질병

        ⑤ 사망

단원정리문제

01 한국의 5대 사망 원인이 아닌 것은?

① 암　　　　② 뇌혈관 질환　　　③ 비만
④ 자살　　　⑤ 당뇨병

▶ ③ 비만이 아니라 심장 질환

02 비만증 환자에게 잘 발생하는 5D's가 아닌 것은?

① 용모 손상　② 피로감　　　　③ 무능
④ 질병　　　⑤ 사망

▶ ② 피로감이 아니라 불편

03 우리나라에서의 암에 대한 설명이다. 맞지 않는 것은?

① 암 발생 빈도는 위암 〉폐암 〉간암 〉대장암 순이다.
② 30대에서는 위암과 간암의 사망률이 가장 높다.
③ 여성 암 발생 빈도는 위암 〉유방암 〉대장암 〉자궁경부암 순이다.
④ 암으로 인한 사망 빈도는 위암 〉폐암 〉대장암 〉 순이다.
⑤ 사망 원인별 사망자 수는 암 〉순환기 계통 질환 〉호흡기 계통 질환 순이다.

▶ 암으로 인한 사망 빈도는 폐암(인구 10만 명당 28.4) 〉위암(22.6) 〉간암(22.5)
▶ 암 발생률
- 남자 : 위암(20.1%) 〉대장암(15.2%) 〉폐암(14.1%) 〉간암(12.0%) 〉전립샘암(7.4%)
- 여자 : 갑상샘암(28.7%) 〉유방암(14.4%) 〉대장암(10.6%) 〉위암(10.5%) 〉폐암(6.1%) 〉간암(4.3%)
출처 : 보건복지부중앙암등록본부(2011년)

정답 : 1_③　2_②　3_④

04 다음 중 퇴행성 성인병이 아닌 것은?

① 뇌졸중　　② 성병　　③ 악성 신생물
④ 당뇨병　　⑤ 고혈압증

▶ 성인병의 종류
- 고혈압
- 심장마비
- 동맥경화증
- 뇌졸중
- 악성 신생물
- 당뇨병

05 고혈압의 위험인자가 아닌 것은?

① 유전적 요인　　② 인구의 노령화
③ 체중 과다　　　④ 식염 섭취 초과
⑤ 섬유질

▶ 고혈압의 위험요인
- 유전적 소인, 인구의 노령화, 체중 과다, 식염 섭취의 초과, 혈청 지질의 증가, 흡연, 음주, 커피 등의 문제, 스트레스, 운동 부족 등이다.

06 만성 퇴행성 질환의 1차 예방에 있어서 어려운 점이 아닌 것은?

① 연령이 높을수록 유병률도 높다.
② 이환기간이 길다.
③ 일상생활에 큰 지장이 없다.
④ 조기진단에 어려움이 있다.
⑤ 발병에 있어 여러 가지 요인이 작용한다.

▶ 만성 퇴행성 질환은 다양하고 심각한 합병증을 일으키고, 일상생활에 큰 지장을 줄 수 있으므로 미리 예방하는 것이 좋음.

정답 : 4_② 5_⑤ 6_③

Chapter 15

학교보건

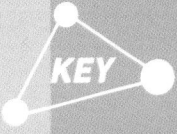

- 학교보건이란 학생과 교직원에게 보건봉사와 환경관리 및 보건교육을 제공하여, 각자가 건강의 중요성을 인식하고, 불건강 요인을 자기들 스스로 해결해 갈 수 있는 능력을 갖게 하는 포괄적 보건사업입니다.
- 이번 chapter에서는 학교보건의 목적과 학교보건이 중요한 이유, 학교의 정화구역, 학교급식의 목적과 중요성에 대하여 알아보도록 하겠습니다.

꼭! 알아두기

1. 학교보건의 목적
2. 학교보건이 중요한 이유
3. 학교 환경위생 정화구역
4. 학교급식의 목적과 중요성

CHAPTER 15 학교보건

1. 학교보건의 개념

1 학교보건의 목적
- 학교 구성원 모두의 건강관리 목적과 교육 효율을 높이고자 하는 교육적 목적이 있다.

2 학교보건이 중요한 이유
(1) 학생 인구가 전 인구의 약 1/4이나 되는 큰 집단이다.
(2) 지역사회의 중심이 되며, 지역사회 및 가족에게 간접적 보건교육을 실현할 수 있다.
(3) 학생은 보건교육적 효과를 높일 수 있는 호적기이며, 장래에 건강의 생활화가 가능하다.
(4) 학교교육의 교육적 효율을 크게 향상시킬 수 있다.

2. 학교보건 사업 내용

1 건강 평가 방법(매년 1회 실시)
(1) 4~6월 실시 : 체격검사(키, 체중, 좌고, 흉위), 체질검사(시력, 청력)
(2) 9~10월 실시 : 체력검사(달리기, 턱걸이, 넓이뛰기 등)

2 휴교 조치
- 명확한 이유가 있을 때에만 학교장이 명한다.
(1) 계속적인 교내 접촉이 감염원이 될 우려가 있을 때
(2) 각종 조치에도 불구하고 환자가 계속 발생할 때
(3) 휴교로서 환자 발생이 감소하리라는 충분한 이유가 있을 때

학교환경 위생정화구역

- 절대 구역 : 학교 출입문으로부터 직선 거리 50m 이내 지역으로, 유해 시설 설치가 일절 금지된다.
- 상대 정화 구역 : 학교 경계선으로부터 직선 거리 200m 이내 지역 중 절대 정화 구역을 제외한 지역으로, 유해 시설 설치가 원칙적으로 금지된다.

3 학교급식

1 학교급식의 중요성
(1) 학생들의 건강을 유지시켜 장래에 건강한 세대가 이룩되도록 함.
(2) 감수성이 높은 어린 시기에 올바른 학교급식을 실시한다는 것은 장래에 건강한 생활을 할 수 있게 한다는 뜻에서 더욱 더 큰 보건교육적 의미를 지니게 된다.
(3) 어린이의 성장 발달, 체력 향상은 물론 질병 관리라는 측면에서도 그 중요성을 찾아 볼 수 있다.

2 학교급식의 목적
(1) 성장기 어린이의 발육과 심신의 발달 및 건강 증진
(2) 올바른 식생활 습관 및 식생활의 예절교육
(3) 편식의 교정 및 결핍증 예방
(4) 질서의식과 협동 정신함양
(5) 영양에 관한 지식 및 식품의 생산과 소비에 관한 지식
(6) 학력 향상 등에 기여하고자 하는데, 학교급식의 목적이 있다.

단원정리문제

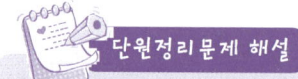

01 학교보건의 특징으로 틀린 것은?

① 학생 인구가 전 인구의 약 1/4이나 되는 큰 집단이다.
② 지역사회의 중심이 되며, 지역사회 및 가족에게 간접적 보건교육을 실현할 수 있다.
③ 장래 건강의 생활화가 가능하다.
④ 학교교육의 교육적 효율을 크게 향상시킬 수 있다.
⑤ 학교보건은 보건교육적 효과가 크지 못하다.

▶ 학생은 보건교육적 효과를 높일 수 있는 호적기이다.

02 학교보건이 중요시되어야 할 이유라고 볼 수 없는 것은?

① 학교는 지역사회의 중심체의 역할을 하고 있다.
② 학교인구는 지역사회 인구의 20% 이상이라는 많은 수를 점하고 있다.
③ 학생들은 보건교육의 대상으로써 능률적이며, 학부형에게도 간접적으로 보건교육을 실시할 수 있다.
④ 학생들은 건강하기 때문에 질병에 감염될 우려는 낮지만 전체 인구에서 큰 비중을 차지하고 있다.
⑤ 교직원은 그 지역사회에 지도적 입장에 있고 항상 보호자와 접촉하고 있다.

▶ 학교는 많은 인구가 집단생활을 하고 있으므로 정신적·육체적으로 건강을 해칠 우려가 높고, 질병에 감염될 염려가 있다.

03 학교환경 위생정화구역 중 절대구역은 학교 정문으로부터 몇 m 이내인가?

① 100m   ② 200m   ③ 50m
④ 150m   ⑤ 300m

▶ - 절대정화구역 : 학교 출입문으로부터 직선 거리 50m 이내 지역으로, 유해 시설 설치가 일절 금지된다.
- 상대정화구역 : 학교 경계선으로부터 직선 거리 200m 이내 지역 중 절대정화구역을 제외한 지역으로, 유해 시설 설치가 원칙적으로 금지된다.

정답 : 1_⑤ 2_④ 3_③

04 우리나라에서 보건행정의 접근 방법으로써 가장 중요하다고 생각되는 것은?

① 보건봉사 ② 보건관계법 ③ 보건행정
④ 보건교육 ⑤ 보건조직

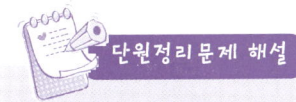

▶ 보건사업은 보건봉사, 보건교육, 보건관계법규에 의해 수행되는데, 특히 보건 교육은 사업의 성패를 좌우하는 가장 중요한 기본요소이다.

05 학교급식의 문제점으로 적당하지 못한 것은?

① 학교급식의 정의와 급식제도의 재정비 문제
② 학교급식 대상의 축소 문제
③ 급식 내용의 질적 개선 문제
④ 학교급식의 재정 문제
⑤ 학교급식의 운영기구의 강화 문제

▶ 학교급식은 학교보건의 일환으로 중시되며, 급식의 대상 확대가 시급하고, 대상의 확대에 선행되어야 할 여건으로 예산의 확보와 현행 급식내용에 대한 검토가 필요하다.

06 초등학교의 보건교육에서 가장 많은 영향을 주는 역할을 담당하는 분은 누구인가?

① 교감 ② 체육교사 ③ 교장
④ 양호교사 ⑤ 담임교사

▶ 담임교사가 수행해야 할 내용
  - 학생건강 관찰

정답 : 4. ④ 5. ⑤ 6. ⑤

07 학교환경 관리의 내용으로 맞는 것은?

① 정화구역 설정은 보건교사가 담당한다.
② 절대정화구역은 학교 경계선으로부터 직선 거리로 50m까지이다.
③ 정화구역 내의 금지행위의 해제는 학교장이 교사들과 상의하여 결정한다.
④ 상대정화구역은 절대정화구역을 제외한 학교 경계선에서 직선 거리로 200m까지이다.
⑤ 학교 간에 절대정화구역과 상대정화구역이 서로 중복될 때는 상대정화구역이 설정된 학교가 담당한다.

▶ ① 교육감이 담당
② 절대정화구역 : 학교 출입문으로부터 직선 거리 50m까지(유해 시설 일체 금지)
③ 교육감이나 교육감이 위임한 자
⑤ 정화구역의 중복 시 절대정화구역이 설정된 학교가 담당

08 학교보건 교육의 기본목표는?

① 학교 사고예방
② 질병 조기발견
③ 건강한 생활습성 함양
④ 학생의 건강유지 및 증진
⑤ 학생들의 개인위생 유지

▶ 교직원과 학생들의 건강유지 및 증진에 주안점을 두고 있음.

정답 : 7_④ 8_④

Chapter 16

보건교육

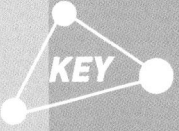

- 보건교육은 건강교육이라고도 말할 수 있는데, 보건교육은 대집단이나 지역사회 전체 주민을 대상으로 하는 공중보건학적 교육활동에서 잘 이용되고, 건강교육은 개인이나 소집단을 대상으로 하는 교육활동에서 주로 이용됩니다.
- 그러나 궁극적으로는 건강한 삶을 추구하기 위한 건강에 관한 교육활동이라는 점에서 동의어라 할 수 있습니다.
- 이번 chapter에서는 보건교육의 목적과 대상, 보건교육 방법과 특징에 대하여 알아보도록 하겠습니다.

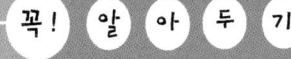

1. 보건교육의 목적
2. 일반적인 학습 과정
3. 보건교육의 대상
4. 보건교육 방법의 종류와 특징

CHAPTER 16 보건교육

1 보건교육의 개념

- 세계보건기구가 규정한 건강의 의미를 교육적 활동을 통해서 실현해 가고자 하는 건강생활에 관한 교육 활동

1 보건교육의 목적(세계보건기구 공중보건전문위원회, 1954)
(1) 건강이 지역사회의 가장 귀중한 재산임을 인식시킴.
(2) 여러 가지 보건사업의 발전을 이룩하여 이를 올바르게 이용할 수 있도록 함.
(3) 건강에 관하여 자기가 해야 할 일을 스스로 수행할 수 있는 능력을 지닐 수 있도록 함.
  ⇒ 건강에 관한 잘못되어 있는 지식, 태도, 및 행동에 교육적 영향을 주어, 자기들 스스로 이를 올바른 양상으로 바꾸어 놓게 하는 데에 그 목적이 있다.

2 보건교육의 유형
(1) 가정 보건교육
(2) 학교 보건교육
(3) 지역사회 보건교육
(4) 전문 보건교육

3 일반적인 학습 과정(순서대로)
(1) 새로운 사실, 잘못된 사실들을 알게 된다.
(2) 관심을 갖게 된다.
(3) 알게 된 새로운 사실에 대해서 스스로 평가해 보게 된다.
(4) 실제로 시도해 보게 된다.
(5) 자기 것으로 채택하여 실천하게 된다.

4 보건교육의 대상
(1) **학교 보건교육** : 학생 대상, 학교에서 교육
(2) **지역사회 보건교육** : 지역사회 주민 대상, 보건소나 관련 기관 및 단체 등에서 교육
(3) **환자 보건교육** : 보건소, 병원 등 의료 기관에서 의료인이 환자 및 가족을 대상으로 교육

2 보건교육 방법

1 개인 접촉 방법
- 개인적 접촉을 통해 보건 교육을 하는 것을 말하는데, 저소득층이나 노인층에 적합
  (1) 장점 : 가정방문, 건강 상담, 진찰, 전화, 예방접종, 편지 등의 방법으로 할 수 있으며, 가장 효과적이고 필요한 것
  (2) 단점 : 많은 인원과 시간이 소요됨.

2 집단 접촉 방법
- 경제적, 개별 접촉 방법만큼 효과는 없지만 능률적인 방법

3 대중 접촉 방법
- 특정 집단이 아닌 무제한의 대중을 위한 교육 방법으로서 라디오, TV, 신문, 인터넷 등의 방법이 이용된다. 능률적이지만 확실한 효과가 없다.

4 일방적 교육 방법
- 강연회와 강의 형식이 있으며, 전문적인 지식이 없는 자에게 실시되는 방법으로 일반 강의, 영화, TV 및 라디오 방송, 신문 논설, 신문 광고가 있다.

5 왕래식 교육 방법
- 피교육자가 어느 정도의 지식이 있다고 보고 상호 의견을 교환하는 방법으로 집단 토의, 협의회, 좌담회, 강습회 등의 방법이 있다.

6 절충식 교육 방법

(1) Brainstorming
  - 특별한 문제를 해결하기 위한 단체의 협동적 토의 방법, 문제점을 중심으로 폭넓게 검토하여 구성원 스스로 해결해감으로써 최선책을 강구해 가는 방법(학급 회의)

(2) Symposium
  - 여러 사람의 전문가가 제각기의 입장에서 어떤 일정 주제에 관하여 발표하는 것으로 청중의 이해를 돕는 방법이지만 전문가의 이야기를 듣는 것이므로 청중도 어느 정도의 지식이 필요함.

(3) Panel discussion
  - 몇 명의 전문가가 청중 앞에서 자기들끼리 대화를 진행하는 형식으로 능력 있는 사회자가 있어서 이야기를 진행, 정리해 감으로써 패널들의 대화를 통해서 내용을 파악하고 이해할 수 있도록 하는 방법

(4) 6-6법과 buzz session(분단 토의)
  ① 제한된 연사(6명)가 제한된 시간(6분)에 발표를 한다는 의미

② 소집단으로 나누어 소집단에서 채택된 의견을 소집단의 대표가 발표하게 하는 방법으로 국제회의 등에서 많이 이용하는 방법, 짧은 시간에 적은 인원으로 진행

(5) Role Playing
- 교육하고자 하는 보건교육 내용을 연극이라는 수단을 통해서 실현하는 방법

효과적인 보건교육의 전략

- 표정, 움직임 등을 다양하게 연출하여 변화를 줌.
- 시선을 한 곳에만 집중하지 않고 골고루 안배함.
- 관계 없는 내용이나 필요 이상의 예를 많이 들지 않음.
- 학습자가 질문에 틀린 답을 하였을 경우 명확한 답을 제시함.
- 잘 모르는 질문의 경우 잘 모르겠다고 하고 다음 기회를 약속하며, 반드시 다음에 답을 해준다.
- 주의 집중이 안 될 때는 질문 등을 통해 참여 의식을 높인다.

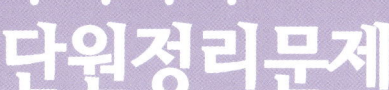

단원정리문제

01 일반적인 학습 과정을 순서대로 맞게 나열한 것은?

① 배움 → 관심 → 평가 → 시도 → 채택
② 배움 → 평가 → 관심 → 시도 → 채택
③ 관심 → 배움 → 시도 → 평가 → 채택
④ 관심 → 배움 → 채택 → 시도 → 평가
⑤ 관심 → 배움 → 평가 → 시도 → 채택

02 보건교육 방법 중 집단 접촉 방법 특징 중 맞지 않는 것은?

① Panel discussion - 몇 명의 전문가가 청중 앞에서 자기들끼리 대화를 진행하는 형식
② Buzz session - 많은 수의 참가 인원을 몇 개의 부분 집단으로 나누어 토의하고 이를 다시 전체 회의에서 조합하도록 하는 회의
③ Role Playing - 저소득층이나 노인층에 가장 적합한 보건교육 방법
④ Symposium - 여러 사람의 전문가가 제각기의 입장에서 어떤 일정 주제에 관하여 발표하는 것
⑤ Brainstorming - 문제점을 중심으로 폭넓게 검토하여 구성원 스스로 해결해감으로써 최선책을 강구해 가는 방법

03 다음 중 저소득층이나 노인층에 가장 적합한 보건교육 방법은?

① 개인 접촉 방법　　② 강연회
③ 집단 토론　　　　④ Symposium
⑤ Buzz session

단원정리문제 해설

▶ ① 새로운 사실, 잘못된 사실들을 알게 된다.
② 관심을 갖게 된다.
③ 알게 된 새로운 사실에 대해서 스스로 평가해 보게 된다.
④ 실제로 시도해 보게 된다.
⑤ 자기 것으로 채택하여 실천하게 된다.

▶ Role Playing
- 교육하고자 하는 보건교육 내용을 연극이라는 수단을 통해서 실현하는 방법

▶ 개인 접촉 방법은 저소득층, 노인층에 적합하며, 가정방문, 건강 상담, 친절, 편지 등의 방법이 있다.

정답 : 1 ⑤　2 ③　3 ①

04 여러 사람의 전문가가 제각기의 입장에서 어떤 일정 주제에 관하여 발표하는 것으로 청중의 이해를 돕는 방법이지만, 전문가의 이야기를 듣는 것이므로 청중도 어느 정도의 지식이 필요한 보건교육 방법은?

① Panel discussion
② Buzz session
③ Group discussion
④ Symposium
⑤ 강연회

05 제한된 연사가 제한된 시간에 발표를 한다는 의미로 소집단으로 나누어 소집단에서 채택된 의견을 소집단의 대표가 발표하게 하는 방법으로 국제회의 등에서 많이 이용하고, 짧은 시간에 적은 인원으로 진행할 수 있는 보건교육 방법은?

① Group discussion
② Buzz session
③ Symposium
④ Role Playing
⑤ Panel discussion

06 세계보건기구의 "보건교육에 대한 제1차 전문위원회"에서 제시한 보건교육의 목적은?

① 건강한 생활양식을 실천하는데 있다.
② 개인이나 집단의 건강을 향상시키는데 있다.
③ 자기의 건강을 자기가 지킨다는 책임감을 갖게하는 데 있다.
④ 보건교육을 위한 전문인력을 양성하는데 있다.
⑤ 지역사회의 각종 보건사업에 주민들의 참여를 촉진시키는데 있다.

▶ 심포지엄
- 동일한 주제에 대해 전문적인 지식을 가진 연사 2~5명을 초청하여 각자 10~15분 정도씩 의견을 발표하도록 한 후 발표 내용을 중심으로 사회자가 청중을 공개 토론 형식으로 참여시키는 방법

▶ 분단 토의
- 소규모의 집단으로 나누어 토의한 후 종합 정리하는 방법
- 참석 인원이 많아도 전체 의견을 모두 교환할 수 있음.
- 문제를 다각도로 분석, 해결 가능

▶ 보건교육의 목적
- 스스로의 행동과 노력으로서 자기들의 건강을 유지할 수 있도록 돕는데 있음. 따라서 보건교육은 주민들이 그들의 생활 수준을 향상시키는 일에 관심을 갖도록 하는데에서 시작되며, 개인, 가족, 지역사회 또는 국가의 일원으로서 자기의 건강은 자기가 지킨다는 책임감을 갖도록 하는데 있음.

정답 : 4_④ 5_② 6_③

Chapter 17

정신보건

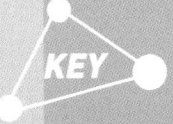

- 정신 질환에 관하여 고대 희랍시대에는 일종의 뇌질환으로 인정되던 것이 중세기에 와서는 마귀나 사탄에 의한 것으로 간주하여 정신질환자에게는 인권마저 무시되었던 시대가 있었으나, 현재는 그 발생 원인이 신체적, 심인적, 유전적 또는 사회·환경적 요인 등이라는 것이 밝혀짐으로써 인권이 무시되는 일은 없으며, 일종의 질병으로 인정되고 있기 때문에 정신보건에 대한 중요성이 확산되고 있습니다.

- 이번 chapter에서는 정신건강의 개념과 스트레스와 디스트레스 그리고 여러 정신 질환의 특징에 대하여 알아보도록 하겠습니다.

꼭! 알 아 두 기

1. 정신건강의 개념
2. 스트레스와 디스트레스
3. 정신분열증
4. 조울병과 우울증
5. 정신박약 등급
6. 정신보건 관리 목표

CHAPTER 17 정신보건

1 정신건강의 개념

- 정신적으로 건강한 상태란
  (1) 정신 질환이 없고,
  (2) 자기 자신의 행동에 정신적 갈등을 갖지 않으며,
  (3) 자기 자신의 일에 만족할 만한 근로 능력이 있고,
  (4) 존경하는 마음, 사랑하는 마음과 윤리 도덕적인 사고를 할 수 있는 상태라고 할 수 있다.

2 정신장애의 원인과 기전

1 정신장애 발생의 주요 원인

(1) 유전적 요인
(2) 심리적 요인
(3) 사회·문화·환경적 요인
(4) 신체적 요인
(5) 복합적 요인

2 스트레스와 디스트레스

(1) **스트레스** : 외부에서 받는 어떤 요인에 의해서 받게 되는 마음의 부담
(2) **디스트레스** : 스트레스로 인해 2차적으로 생기는 마음의 부담이나 심리적 변화현상

3 장애 요인

(1) **환경적 장애** : 시간, 공간 등의 물리적 제한과 관습, 통제, 금지, 법적 규제 등에 의한 사회적 제한이 장애의 요인이 될 수 있다.
(2) **주체적 장애** : 지능, 능력, 지각력 및 사고력의 제한 등 유전적 요인과 이상, 편견, 사상과 같은 주관적 장애 요인

4 만족과 불만
- 욕구에 의해서 발생되는 장애(곤란)를 극복하여 적응하게 되면 만족하게 되어 정신 건강을 유지하게 되지만, 적응하지 못하면 불만스럽게 되고, 그 불만을 극복하지 못하거나 지나친 불만이 지속되면 정신장애의 요인이 될 수 있다.

3 정신 질환

1 정신분열증
(1) 정신병 환자 중에서 가장 많으며, 대개는 청년기에 발병해서 만성적으로 진행되는데, 20~40세 인구에 다발하는 정신 질환이다.
(2) 감정, 사고, 행동 등에 장애가 있는 정신 질환으로서 특히 감정과 사고를 조절하고 통합하는 뇌기능 장애가 심한 질병이기 때문에 통합실조증 또는 정신분열병이라고도 한다.
(3) 발병 원인
- 사회·환경적, 심리적, 생리적 원인 및 유전적 원인이 있는 것으로 보고 있으나, 확실한 기전은 밝혀지지 않았다.
(4) 주요 증세
- 무반응, 함구, 환각, 거절 등의 증세와 과대망상이나 피해망상, 비합리적 언행 등의 증세

2 조울병과 우울증
(1) 조울병은 극단적인 기분의 변화가 주기적으로 나타나는 병이기 때문에 양극성 장애라고도 함.
(2) 우울증은 우울한 감정이 몇 주일 지속되어 일상 생활에 지장을 받을 정도가 되는 경우이다.
(3) 우울증의 원인
- 모두 명확히 밝혀지지는 않았지만 갈등, 실연, 반목 등의 인간 관계, 발병이나 폐경, 정년퇴직 등에 의한 심리적 갈등이나 스트레스 등이 더욱 악화시키는 요인이 된다.
(4) 우울증의 증상
- 감정적 장애, 불면증, 불안감, 피곤증, 집중력 저하, 식욕 저하, 체중 감소, 가슴 답답증, 두통, 소화불량, 변비
(5) 우울증의 발현 빈도 : 50% 이상이 20~50세에 발병, 여자가 남자보다 2배 많음.

3 진성 간질
- 원인은 정확하지 않으나 주로 경련 발작, 정신 발작, 불쾌증을 나타내는 정신 질환

4 정신박약
(1) 원인 : 양친의 알코올 중독, 매독 감염, 출산 시 손상, 뇌염 감염 등
(2) 정신박약 등급
① 백치 : 성인의 지능 연령이 6세 또는 IQ가 25 이하의 상태

② 치우 : 성인의 지능 연령이 7~12세 또는 IQ가 25~49 이하의 상태
③ 노둔 : 성인의 지능 연령이 13~14세

4 정신보건 관리 목표

- 모든 국민의 정신 질환을 예방하고, 건전한 정신기능을 유지, 증진하는데 있다.
    (1) 정신장애의 예방
    (2) 건전한 정신기능의 유지 증진
    (3) 정신병이 조기 발견
    (4) 치료자의 사회 복귀

단원정리문제

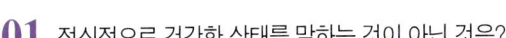

01 정신적으로 건강한 상태를 말하는 것이 아닌 것은?

① 정신 질환이 없다.
② 자기 자신의 행동에 정신적 갈등을 갖지 않는다.
③ 자기 자신의 일에 만족할 만한 근로 능력이 없다.
④ 존경하는 마음, 사랑하는 마음과 윤리 도덕적인 사고를 할 수 있는 상태라고 할 수 있다.
⑤ 남을 배려하는 마음이 있고, 논리적인 사고를 할 수 있다.

▶ ③ 자기 자신의 일에 만족할 만한 근로 능력이 있다.

02 정신 질환의 종류와 특징에 대한 설명으로 맞지 않는 것은?

① 정신분열증은 대개는 청년기에 발병해서 만성적으로 진행된다.
② 정신분열증은 감정과 사고를 조절하고 통합하는 뇌기능 장애가 심한 질병이기 때문에 통합 실조증이라고도 불린다.
③ 조울병은 극단적인 기분의 변화가 주기적으로 나타나는 병이다.
④ 우울증의 증상으로는 감정적 장애, 불면증, 불안감, 피곤증, 집중력 저하 등이 있다.
⑤ 우울증의 발현 빈도는 50% 이상이 20~50세에 발병하고, 남자가 여자보다 2배 많다.

▶ 우울증의 발현 빈도는 여자가 남자보다 2배 많다.

03 정신박약의 등급에서 노둔에 해당하는 지능 연령 또는 IQ는?

① 지능 연령이 6세
② 지능 연령이 7~12세
③ IQ가 25 이하의 상태
④ 지능 연령이 13~14세
⑤ IQ가 25~49 이하의 상태

▶ 정신박약 등급
- 백치 : 성인의 지능 연령이 6세 또는 IQ가 25 이하의 상태
- 치우 : 성인의 지능 연령이 7~12세 또는 IQ가 25~49 이하의 상태
- 노둔 : 성인의 지능 연령이 13~14세

정답 : 1_③ 2_⑤ 3_④

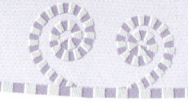

단원정리 문제 해설

04 우울증 환자의 증상으로 맞는 것은?

> 가. 수면장애
> 나. 집중력 저하
> 다. 무력감
> 라. 식욕 저하

① 가, 나, 다 ② 가, 다 ③ 나, 라
④ 라 ⑤ 가, 나, 다, 라

▶ 우울증, 우울장애
- 의욕 저하와 우울감을 주요 증상으로 하여 다양한 인지 및 정신·신체적 증상을 일으켜 일상 기능의 저하를 가져오는 질환을 말함.
- 증상으로는 우울감, 자살 사고, 의욕 상실, 무기력감, 피로감, 수면장애, 성기능 장애, 집중력 저하, 식욕장애, 체중 감소, 두통, 변비 등이 있음.

05 우리나라의 정신보건법이 제정된 해는 언제인가?

① 1963년 ② 1995년 ③ 1997년
④ 1999년 ⑤ 2000년

▶ 정신보건법
- 우리나라에서는 1995년 12월 31일에 정신보건법이 제정, 미국에서는 1946년 제정
- 1997년 12월 31일 1차 개정, 2000년 1월 12일 2차 개정, 2004년 7월 30일에 3차 개정

정답 : 4_⑤ 5_②

Chapter 18

보건통계

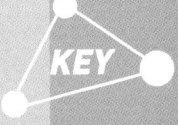

- 보건통계는 인간 집단, 지역사회의 질병관리와 보건 향상을 위한 모든 연구조사의 분석에 있어서 길잡이가 되며, 보건정책의 수립과 보건사업 방향 설정의 길잡이 역할을 하기에 중요합니다.
- 이번 chapter에서는 보건통계의 정의와 역할, 표본추출법, 인구통계에 사용되는 각종 지표들과 각종 사망률 지표와 통계에 사용되는 공식에 대하여 알아보도록 하겠습니다.

꼭! 알아두기

1. 보건통계의 정의와 역할
2. 표본 추출법
3. 합계 생산율, 총 재생산율, 순 재생산율
4. 사망률 지표의 종류와 특성
5. 기대 수명
6. 비례 사망 지수
7. 발생률, 발병률, 이환율, 치명률, 유병률

CHAPTER 18 보건통계

1 보건통계의 개념

1 보건통계
(1) **통계학** : 통계 자료의 수집, 정리, 분석의 방법을 다루는 학문
(2) **보건통계**
  ① 출생, 사망, 질병, 인구 변동 등 인구의 특성을 연구
  ② 생명, 건강, 질병, 의료 등 보건에 관한 현상과 그 특성을 밝히는 통계

2 보건통계의 역할
(1) 지역사회나 국가의 보건 수준 및 보건 상태의 평가에 이용
(2) 보건사업의 필요성을 결정해 주고, 사업의 계획, 진행, 결과 평가에 이용
(3) 보건 입법을 촉구하며, 보건사업에 대한 공공 지원을 촉구
(4) 보건사업의 우선 순위를 결정하여 보건사업 수행 상 지휘, 관제에 활용되고 기술 발전에 도움.
(5) 보건사업의 행정 활동에 지침
(6) 보건사업의 성패를 결정하는 자료가 되고, 보건사업의 방향을 설정하는 기초자료로 활용

2 통계자료의 정리 방법

1 표본 추출법
(1) **단순 임의 추출법** : 일련 번호를 부여하여 똑같은 방법으로 무작위 추출하는 방법
(2) **층화 임의 추출법** : 어떤 특성에 따라 계층으로 구분하여 계층별로 무작위 추출하는 방법
(3) **계통 추출법** : 단순 임의 추출한 다음에 미리 정해 놓은 일정한 간격으로 제 2차로 표본을 추출
(4) **집락 추출법** : 어떤 특성에 따라 집락으로 구분하여 선정된 집락 전체를 조사하거나 그 하위 집락을 추출하여 하위 집락의 전수를 조사

2 도수 분포표의 작성
- 특성을 나타낼 수 있는 통계 처리의 기초자료를 마련하고자 할 때 주로 이용된다.
(1) **변량** : 측정치로서 그 자료로 특성의 정도를 나타내는 것

(2) 급 : 변량의 범위를 나눈 것
(3) 중앙치 : 급의 상한계와 하한계의 합의 평균치

3 평균값을 나타내는 방법
(1) 산술 평균 : 측정치를 전부 합하여 측정치의 총 개수로 나누는 방법
(2) 기하 평균 : 측정치 n개 곱의 N 제곱근을 구하는 것
(3) 조화 평균 : 측정치의 역수에 대한 산술 평균

3 인구통계

1 출산통계
(1) 조출생률 : 보통출생률, 출생이란 사산을 포함하지 않으며, 사산아를 포함할 때는 출산이라 한다.
(2) 일반출생률 : 가임 여자인구(15~49세)의 출생률을 말하는 것으로 생식 가능 여자인구 1,000명당 출생률

2 인구의 재생산 통계
(1) 합계 생산율 : 한 여성이 일생 동안 몇 명의 아기를 낳는가를 나타내는 것
(2) 총 재생산율 : 한 여성이 일생 동안 몇 명의 여아를 낳는가를 나타내는 것
(3) 순 재생산율 : 순 재생산율이 1.0이라면 인구의 증감이 없고, 1.0 이하이면 인구의 감소, 1.0 이상이면 인구의 증가

3 사망통계
(1) 조사망률(보통사망률) : 한 인구 집단의 사망 수준을 나타내는 기본적인 지표
(2) 영아 사망률 : 조사망률보다 국가의 보건 수준을 나타내는 지표로서 의미가 큰 이유는 연령 구성비에 따라 영향을 받지 않아(12개월 미만) 통계적 유의성이 크고 환경 악화나 비위생적 생활 환경에 예민하게 영향을 받기 때문
(3) 신생아 사망률
   ① 신생아 사망은 일반적으로 신생아 고유 질환이나 분만 시 사고, 조산아 등이 그 원인이 된다. 영아 사망자 중 신생아 사망비를 보는 방법으로 α-index가 이용된다.
   ② α - index = 어느 해의 영아 사망 수/어느 해의 신생아 사망 수 1에 가까워질수록 신생아기 이후의 사망이 없었다는 뜻
(4) 모성 사망률 : 임신, 분만, 산욕과 관계되는 질병 및 이의 합병증에 의한 사망만을 의미하며, 임신 중 감염병, 교통사고 등에 의한 사망은 포함되지 않는다.
(5) 사산율 : 임신 4개월 이후의 사태아 분만
(6) 주산기 사망률 : 임신 8개월 이후의 사산과 1주 이내의 초생아 사망
(7) 유아 사망률 : 유아(1~4세)의 사망은 보건 수준이 낮은 나라에서는 주로 감염증, 영양실조 등이 원인이 되고 있으나, 선진국은 사고가 그 주원인이 되고 있으며, 사망률도 일반적으로 낮다.

(8) 사인별 사망률 : 사망 원인에 따라 사망률을 계산하는 방법
(9) 출생, 사망 성비 : 모든 성비는 여자 100명당 남자 수로 산출

4 기대 수명
(1) 인간의 생명표에 나타난 생존 기대기간을 나타낸 것
(2) 0세의 평균 여명(기대 수명)을 평균 수명이라고 한다.

5 비례 사망지수(PMI) = 비례 사망비(PMR)
- 연간 인구의 사망 수에 대한 50세 이상의 사망 수를 백분율로 표시한 지수이다. 비례 사망지수가 낮은 경우는 낮은 평균 수명을 의미, 비례 사망지수가 큰 경우는 건강 수준이 높고 장수 인구가 많다는 것을 의미함.

4 질병통계

1 발생률
- 일정기간 동안 발생한 새로운 환자 수

2 발병률
- 그 질병의 원인 요인에 접촉 또는 폭로된 사람들을 감수성 인구로 하여 구한 발생률

3 이환율
- 일정 시점 또는 일정기간 동안의 인구 중 존재하는 환자의 비율

4 치명률
- 병원체의 독성이 높고, 그 질병에 대한 면역력 및 저항력은 낮으며, 인구 집단의 건강도가 낮음.

5 유병률
- 발병 시기에 관계 없이 조사 당시에 질병을 가지고 있는 모든 사람을 대상으로 조사
  * 급성 감염병과 유행 기간이 극히 짧을 때는 유병률과 발생률은 같아지게 된다.

단원정리문제

01 보건통계의 역할에 대한 설명으로 맞지 않는 것은?

① 지역사회나 국가의 보건수준 및 보건 상태의 평가에 이용
② 보건사업의 필요성을 결정해 주고, 사업의 계획, 진행, 결과 평가에 이용
③ 보건입법을 촉구하며, 보건 사업에 대한 공공 지원을 촉구
④ 보건사업의 성패를 결정하는 자료가 되고, 보건사업의 방향을 설정하는 기초자료로 활용
⑤ 보건사업의 행정활동에 지침으로는 쓰이지 못한다.

02 다음의 설명 중 맞지 않는 것은?

① 발생률 : 일정기간 동안 발생한 새로운 환자 수
② 발병률 : 그 질병의 원인 요인에 접촉 또는 폭로된 사람들을 감수성 인구로 하여 구한 발생률
③ 이환율 : 일정 시점 또는 일정기간 동안의 인구 중 존재하는 환자의 비율
④ 치명률 : 병원체의 독성이 높고, 그 질병에 대한 면역력 및 저항력은 낮으며, 인구 집단의 건강도가 낮음.
⑤ 유병률 : 발병 시기에 관계하여 조사 당시에 질병을 가지고 있는 모든 사람을 대상으로 조사

03 병원체의 독성이 높고, 주민의 면역성이 낮을 때의 가장 큰 특성은 무엇인가?

① 유병률이 낮다.   ② 유병률이 높다.
③ 발병률이 낮다.   ④ 치명률이 높다.
⑤ 치명률이 낮다.

단원정리문제 해설

▶ ⑤ 보건사업의 행정활동에 지침이 된다.

▶ 유병률
  - 발병 시기에 관계 없이 조사 당시에 질병을 가지고 있는 모든 사람을 대상으로 조사

▶ 유병률이 높다고 해서 그 집단의 질병 발생 확률이 높다고는 할 수 없다. 단순히 질병의 독성이 약해졌거나 치료 기술의 발달로 인하여 생존 기간이 길어지면 질병 발생률의 증가 없어도 유병률은 높아진다.

정답 : 1_⑤ 2_⑤ 3_④

04 통계값에 있어서 표준편차가 작다는 것은 각각의 측정값이 평균값으로부터 (　　)는 것이다. (　) 안에 알맞은 것은?

① 멀어져 가고 있다
② 일치하고 있다
③ 관계 없다
④ 가까이 있다
⑤ 멀리 떨어져 가고 있다

▶ 분산, 표준편차는 평균값 주위에서 자료의 흩어진 정도를 나타내는 수치이다. 일반적으로 값이 클수록 흩어져 있다고 생각하면 된다.

05 다음은 유병률과 발생률에 대한 설명이다. 잘못된 것은?

① 유병률이 높으면 그 집단의 질병 발생 확률이 높다는 것을 의미한다.
② 유병률이란 어느 시점에서 존재하는 모든 환자의 비율을 의미한다.
③ 유병률이 낮아졌다는 것은 발생률이 낮아졌다는 것을 의미한다.
④ 발생률은 질병의 원인을 찾는 연구에서 가장 기본적인 도구로 사용된다.
⑤ 발생률은 일정기간 동안에 새로 발생하는 환자를 말한다.

▶ 유병률이 높다고 해서 그 집단의 질병 발생 확률이 높다고는 할 수 없다. 단순히 질병의 독성이 약해졌거나 치료 기술의 발달로 인하여 생존기간이 길어지면 질병 발생률의 증가 없어도 유병률은 높아진다.

06 발생률과 유병율이 거의 일치할 때는 어느 경우인가?

① 만성 감염병이 유행 시
② 감염병 유행이 짧을 때
③ 감염병 유행이 길 때
④ 치명률이 낮을 때
⑤ 급성 감염병이 유행 시

▶ 급성 감염병과 유행기간이 극히 짧을 때는 유병률과 발생률은 같아지게 됨.

정답 : 4_④ 5_① 6_②

07 다음의 사망률에 대한 설명 중 맞지 않는 것은?

① 영아 사망률은 국가의 보건 수준을 나타내는 지표로서 의미가 큰 이유가 있다.
② 조사망률(보통 사망률)은 한 인구 집단의 사망 수준을 나타내는 기본적인 지표이다.
③ 모성 사망률은 임신, 분만, 산욕과 관계되는 질병 및 이의 합병증에 의한 사망을 의미하며, 임신 중 감염병, 교통사고 등에 의한 사망도 포함된다.
④ 사산율은 임신 4개월 이후의 사태아 분만이다.
⑤ 출생, 사망 성비에서 모든 성비는 여자 100명당 남자 수로 산출한다.

▶ 모성 사망률 : 임신, 분만, 산욕과 관계되는 질병 및 이의 합병증에 의한 사망만을 의미하며, 임신 중 감염병, 교통사고 등에 의한 사망은 포함되지 않는다.

08 발병 시점에 관계 없이 일정한 조사 시점에 존재하는 인구 중 특정 질병이 있는 사람의 수나 크기를 나타내는 것은?

① 발생률
② 치명률
③ 발병률
④ 유병률
⑤ 이환율

▶ 유병률
 - 특정 시점 혹은 기간의 인구 중 존재하는 환자의 비율

09 국가 간에 건강 수준을 비교하는 보건 지표들 중의 하나로써 연령별 사망자 수 만으로 산출 가능한 것은?

① 신생아 사망률
② 비례 사망률
③ 모성 사망률
④ 비례 사망자 수
⑤ 주산기 사망률

▶ 비례 사망자 수는 연령별 사망 수만 파악되면 산출할 수 있으므로 보건 통계가 미비한 국가에서도 얻을 수 있는 간편한 지표임..

정답 : 7_③ 8_④ 9_④

10 국가의 보건학적 상태, 사회·경제학적 조건을 포함하는 대표적인 지표는?

① 조사망률, 모성 사망률
② 원인별 사망비, 모성 사망률
③ 영아 사망률, 비례 사망자 수
④ 조사망률, 신생아 사망률
⑤ 영아 사망률, 모성 사망률

▶ 모성보건 지표
 - 모성 사망률 : 전반적인 보건수준을 나타내는 중요한 지표, 지역사회 의료 전달 체제와 사회·경제적 수준을 반영함.
 - 영아 사망률 : 국가 간의 보건수준을 나타내는 대표적인 지표, 영아 사망은 모자보건, 환경위생 및 영양수준 등에 아주 민감함.

11 비례 사망지수가 낮은 지역에서 우선적으로 관심을 가져야 할 집단은?

① 영아   ② 모성   ③ 노인
④ 여성   ⑤ 전체

▶ 비례 사망지수가 낮다는 것은 50세 미만 인구의 사망자가 많다는 것이므로 어린 연령층의 사망에 더욱 관심을 가져야 하는 것을 의미함.

정답 : 10_⑤ 11_①

Chapter 19

사고와 응급처치

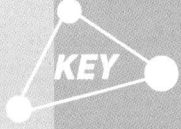

- 응급환자의 생명과 건강을 보호할 목적으로 국민 누구나 응급의료를 받을 수 있는 권리와 의무, 응급의료에 관한 국가와 지방자치 단체의 책임, 응급의료제공자의 책임과 권리, 응급의료기관의 지정과 응급구조사 제도의 도입 등 응급의료에 관한 제반사항을 규정하고 있습니다.
- 이번 chapter에서는 응급의료에 대한 정의와 응급처치 방법, 응급처치 시 주의사항에 대하여 알아보도록 하겠습니다.

꼭! 알아두기

1. 응급의료와 응급처치의 정의
2. 인공호흡 방법
3. 지혈법과 주의사항
4. 쇼크의 주 증상과 응급처치 순서
5. 화상 및 골절 응급처치 시 주의사항

CHAPTER 19 사고와 응급처치

1 응급의료와 응급처치

1 응급의료
- 응급환자의 발생으로부터 생명의 위험 회복이나 심신 상의 중대한 위해가 제거되기까지의 과정에서 모든 조치

2 응급처치
- 긴급을 요하는 사고에 대한 임시적인 조치로서, 응급처치가 사고의 악화나 치료에 지장을 초래하지 않도록 하는 사전 조치이기 때문에 치료의 궁극적인 조치는 아니다.

2 인공호흡법

1 인공호흡 방법의 유형
(1) 구강 대 구강법 : 입을 맞추고 입으로 공기를 불어 넣어주는 방법
(2) 구강 대 비강법 : 코를 통해서 공기를 넣어 주는 방법
(3) 가슴우리(흉곽) 압박 손 거상법

2 구강 대 구강법 실시 순서
(1) 환자를 바로누운자세(앙와위)로 눕혀 기도가 막히지 않도록 하고 손가락을 넣어 이물을 빨리 제거한다.
(2) 모포 같은 것을 말아서 어깨 밑에 넣어 머리를 젖혀서 기도가 닫히지 않게 한다.
(3) 엄지손가락을 입모서리에 넣어 아래턱을 힘껏 쥔 다음 다른 손가락으로 코를 막는다.
(4) 공기를 최대로 흡인한 다음 환자와 입을 맞대고 가슴우리막이 부풀어오를 때까지 불어넣은 다음 손을 떼고 숨을 내쉬는 것을 기다려 다시 반복한다.

3　지혈 및 손상 보호법

1 지혈법 수행 시 일반적 주의사항
(1) 작은 외상은 출혈 부위를 멸균 탈지면이나 거즈로 직접 압박
(2) 손, 팔, 발, 다리 등의 심한 외상은 지혈대를 이용
(3) 내출혈이나 상처에 박힌 큰 이물 등은 함부로 처치하지 말고, 전문의에 맡기는 것이 좋다.

2 지혈대를 이용한 응급처치 순서
(1) 삼각건이나 넓이 50cm 정도의 천을 이용, 지혈 부위는 출혈 부위보다는 심장에 가까운 곳에 두 번 감되 한 번 감은 뒤에 두 손가락을 넣어 마지막을 감아 지혈대와 함께 매듭을 한다.
(2) 지혈되도록 충분히 조인 뒤에 손가락을 빼낸 다음 지혈대를 고정하기 위하여 양쪽을 묶거나 출혈 하단에 묶어 둔다.
(3) 지혈대의 사용은 지혈 방지 및 쇼크 방지의 최후의 수단이며, 출혈량이 적으면 사용하지 않는다.

4　쇼크 예방법

1 쇼크의 주 증상
(1) 초조
(2) 불안
(3) 빈맥이나 불규칙적인 맥박
(4) 호흡이 약해짐.
(5) 피부가 창백해짐.
(6) 식은땀

2 쇼크의 응급처치 순서
(1) 편한 자세로 하되 머리를 낮게 하고 보온 처리, 증상에 따라 수분 공급
(2) 의식이 없을 때는 머리를 다소 높이는 것이 좋으며, 빨리 의학적 보호를 받도록 함.
(3) 쇼크 환자에게 무책임한 언행이나 난폭한 운반과 불필요한 취급을 하지 않도록 해야 함.

5 화상 및 골절 응급처치

1 화상자 응급처치 시 주의사항

(1) 화상 부위를 비위생적으로 취급해서는 안 되며, 화상으로 생긴 물집을 터트려도 안 된다.

(2) 환부에 기름, 바셀린, 고약 등을 바르는 것은 역효과를 가져올 수 있으므로 의사의 도움을 받도록 하고, 붕대는 반드시 멸균붕대를 사용해야 한다.

2 골절환자 응급처치 시 주의사항

(1) 골절 자체가 응급을 요하는 것보다는 출혈이나 쇼크의 발생이 위험 요인이 되므로 난폭한 취급으로 악화시켜 치료를 어렵게 할 수 있기 때문에 세심한 주의가 필요

(2) 골절 부위에 따라서 부목을 이용하는 방법이 다르다.

단원정리문제

01 인공호흡 시 주의사항이 아닌 것은?

① 기도가 열릴 수 있도록 가능한 머리를 뒤로 젖힌다.
② 입안 내 이물이 있을 때는 손가락을 넣어 이를 제거한다.
③ 인공호흡 과정에서 환자가 내쉴 때 잡음이 나면 턱을 들어서 기도가 막히지 않도록 한다.
④ 인공호흡 중 배가 부풀어오르는지 확인하며 인공호흡을 실시한다.
⑤ 자기 스스로 호흡이 시작되면 호흡에 지장을 줄 수 있는 모든 요소를 제거해야 한다.

02 응급처치 시 주의사항 아닌 것은?

① 지혈대의 사용은 지혈 방지 및 쇼크 방지의 최후의 수단이며, 출혈량이 적으면 사용하지 말아야 한다.
② 쇼크 환자의 경우 편한 자세로 하되 머리를 낮게 하고 보온 처리하며, 증상에 따라 수분 공급을 한다.
③ 화상 시 환부에 기름, 바셀린, 고약 등을 바르고 붕대는 멸균붕대를 사용한다.
④ 화상환자에게 소금과 소다를 약간 탄 냉수를 조금씩 공급하는 것은 화상으로 소실된 체액과 염분을 공급하는데 도움이 된다.
⑤ 골절 자체가 사망의 원인이 되는 경우는 적으나 골절로 오는 출혈이나 쇼크의 발생이 사망 원인이 될 수 있다.

03 쇼크의 주 증상이 아닌 것은?

① 초조
② 식은땀
③ 빈맥이나 불규칙적인 맥박
④ 호흡이 강해짐.
⑤ 피부가 창백해짐.

단원정리문제 해설

▶ 인공호흡 중 배가 부풀어오를 경우에는 식도를 통해서 공기가 들어간 것이므로 배를 슬그머니 압박하여 배기시켜 주어야 한다.

▶ 화상 시 환부에 기름, 바셀린, 고약 등을 바르는 것도 역효과를 가져올 때가 있기 때문에 의사의 도움을 받도록 하는 것이 좋다.

▶ 호흡이 약해진다.

정답 : 1 ④ 2 ③ 3 ④

참고문헌

신경해부 생리학, 청구문화사, 노민희, 용준환, 김계엽, 김동환
근골격계 생체역학, 영문출판사, 권미지
새용어 사람해부학, 현문사, 한국해부생리학교수협의회
신경과학, 정담미디어, Laurie Lundy-Ekman
임상신경해부학, 현문사, 이한기, 김명훈, 김본원, 김진상, 김철용
기능해부학, 현문사, 신흥철, 정학영 외
인체해부학, 청담미디어, 노민희, 이정수 외
인체생물학, 아카데미서적, 강성구, 강신성 외
해부학, 고려의학, 대한해부학회
생리학, 라이프사이언스, STUART IRA FOX
해부생리학, 영문출판사, Valerie C. Scanlon
질환별 물리치료, 영문출판사, 오셜리반 & 슈미츠
타이디 질환별 물리치료, 군자출판사, Stuart B. Porter
근골격계 질환별 물리치료, 현문사, 박지환
전기치료학, 하늘뜨락, 김순희, 김명훈, 민경옥, 박홍기, 박영한, 오경환
물리치료학 개론, 테라북스, 이인학, 고태성 외 3명
광선치료학, 대학서림, 박찬의, 박래준 외
냉,온을 이용한 물리치료학, 영문출판사, 박래준
수치료의 이론과 실제, 현문사, 박종철
보조기 의지학, 대학서림, 정진우
의지 보조기학, 탑메디오피아, 김장환
운동치료 총론, 영문출판사, 키스너 콜비
물리치료사를 위한 신경재활, 영문출판사, DarcyUmphred, Connie Carlson
고유수용성신경근촉진법, 대학서림, 구봉오, 권미지, 김경태, 김경환, 김명섭
신경물리치료학, 대학서림, 구봉오, 김수민, 권미지, 김상수
휴먼 퍼포먼스와 운동생리학, 대경북스, 정일규, 윤진환
근육검진, 영문출판사, 강세윤
물리치료 진단학, 영문출판사, 이현옥 외
정형도수치료 진단학, 현문사, DAVID J. MAGEE
임상 운동학, 영문출판사, 이현옥 외
근골격계의 기능해부 및 운동학, 정담미디어, 뉴만
재활의학, 한미의학, 박창일, 문재호
공중보건학, 고문사(KMS), 구성회 외 18명
의료기사법, 국가 법령 정보 센터, 법제처
의료법, 국가 법령 정보 센터, 법제처
지역보건법, 국가 법령 정보 센터, 법제처
감염병의 예방 및 관리에 관한 법률, 국가 법령 정보 센터, 법제처

Index

가시광선 … 33
간염 … 123
간헐 멸균법 … 41
갈레누스 … 18
감각 온도 … 32
감염병 … 100
감염병의 전파 방식 … 103
감염형 식중독 … 71
건강보균자 … 102
결핵 … 122
경란형 전파 … 104
계층화의 원리 … 138
계통 추출법 … 192
고압증기 멸균법 … 41
고혈압 … 168
공공부조 … 137
광견병 … 120
귀속위험도 … 92
규폐증 … 81
근족충류 … 130
급수 위생 … 34
기계적 전파 … 103
기류 분류 … 31
기생충 … 130
기초대사 … 155
기후의 3대요소 … 28
납 … 57
납중독 … 79
노령화 … 169
뇌졸중 … 169
능동면역 … 104
다운 드래프트 … 59
다운 워시 … 59
단백질 … 154
단순 임의 추출법 … 192
당뇨병 … 169
대기오염 … 54
대기오염 물질 … 56

대기오염의 피해 … 57
대기환경 … 29
대륙성 기후 … 28
대상적 순응 … 29
대장균군 … 36
독소형 식중독 … 71
동맥경화증 … 169
동물성 식중독 … 72
등온 지수 … 32
디스트레스 … 186
디프테리아 … 116
런던형 스모그 … 55
레이노 현상 … 62
렙토스피라증 … 120
리켓치아 … 101
말더스주의 … 142
말라리아 … 118
매독 … 122
명령통일의 원리 … 138
모성질별 … 162
무기염류 … 155
바이러스 … 101
발육형 전파 … 103
발진티푸스 … 118
발효 … 70
방추형 … 144
배설형 전파 … 103
백일해 … 117
변패 … 70
병원체 … 101
보건교육 … 180
보건교육의 목적 … 180
보건통계 … 192
보균자 … 102
복사열 … 31
부영양화 … 61
부채형 … 58
부패 … 70

Index

불쾌지수 … 32
불현성 감염 … 102
사망통계 … 193
사회보장제도 … 137
사후 강직 … 70
산성비 … 59
산소 … 29
산술 평균 … 193
산욕열 … 162
삼각형 모형설 … 89
상수원 … 35
생물 테러감염병 … 106
생물농축현상 … 61
생물학적 전파 … 103
선충류 … 130
성비 … 144
성인병 … 168
성층화 현상 … 62
세균성 이질 … 115
소독 … 41
소독약의 종류 … 42
소음 … 62
소화기계 감염병 … 114
쇼크예방법 … 201
수동면역 … 104
수동적 순응 … 29
수레바퀴 모형설 … 89
수소이온 농도 … 60
수완진동증후군 … 62
수은 … 57
수은 중독 … 80
수인성 질병 … 34
수질오염 … 60
숙성 … 71
숙주의 저항력 … 104
스크린 … 36
스트레스 … 186
스피로헤타 … 101

식물성 식중독 … 72
식중독 … 71
식품위생 … 70
식품의 변질 … 70
실험 역학 … 92
아황산 가스 … 57
악성 신생물 … 169
알데히드 … 57
알마아타 선언 … 17
암소음 … 62
열경련 … 79
열섬 효과 … 60
열쇠약증 … 79
열중증 … 79
열허탈증 … 79
예방접종기간 … 106
오염물질 확산 … 58
오존 … 29
오존층 파괴 … 60
옥배환기법 … 41
옥시던트 … 57
온실 효과 … 59
온열 평가 지수 … 32
온열지수 … 32
용존산소량 … 61
우울증 … 187
울열증 … 79
원인망 모형설 … 89
원추형 … 58
원충류 … 101
원충류 … 130
유산 … 162
유행성 출혈열 … 121
윤충류 … 130
응급처치 … 200
이론 역학 … 93
이산화탄소 … 29
인공호흡법 … 200

Index

인구 구성 … 144
인구 동태 … 142
인구 문제 … 143
인구 성장 … 142
인구론 … 142
인구통계 … 193
인수 공통감염병 … 102
일교차 … 31
일본뇌염 … 119
일산화탄소 … 29
일산화탄소 … 57
임신중독증 … 162
임질 … 122
자극적 순응 … 29
자기소화 … 71
자비 멸균법 … 41
자외선 … 33
작업대사 … 156
잠복기 보균자 … 102
장출혈성 대장균 감염증 … 115
장티푸스 … 114
재생산율 … 143
저온 소독법 … 42
저항력 … 104
적외선 … 33
적조현상 … 61
전도현상 … 62
전향성 코호트 연구 … 91
절대습도 … 31
정신박약 … 187
정신보건 … 186
정신분열증 … 187
정화조 … 38
제1군 감염병 … 105
제3군 감염병 … 105
조도 … 33
조산 … 162
조산아 … 163

조울병 … 187
조직의 원리 … 138
조충류 … 130
증식형 전파 … 103
지방 … 155
지붕형 … 59
지정 감염병 … 105
지표 동물 … 57
지표 식물 … 58
지표수 … 35
지혈 … 201
진동 … 62
질병의 자연사 … 15
질병통계 … 194
질소 … 29
쯔쯔가무시 … 119
참모조직의 원리 … 138
천수 … 34
체질량 지수 … 157
출산통계 … 193
층화 임의 추출법 … 192
침사지 … 36
침전지 … 36
카드뮴 … 57
카드뮴 중독 … 80
콜레라 … 114
쾌감대 … 32
크롬 중독 … 80
탄수화물 … 154
탄저 … 121
탄화수소 … 57
통계학 … 192
통솔범위의 원리 … 138
트라코마 … 123
파라티푸스 … 115
페스트 … 118
편모충류 … 130
폴리오 … 116

Index

표본추출법 … 192
표주박형 … 144
피라미드형 … 144
하수 처리 … 35
학교급식 … 175
학교보건 … 174
한센병 … 122
함정형 … 59
해양성 기후 … 28
현성 감염 … 102
홍역 … 117
화상 … 202
화염 멸균법 … 41
화학적 산소요구량 … 61
환상형 … 58
회복기 보균자 … 102
후천성 면역결핍증 … 123
훈증형 … 59
휴교 조치 … 174
히포크라테스 … 18
3P … 143
5대 영양소 … 154
A형 간염 … 116
Brainstorming … 181
Chadwick … 18
Fracastro … 18
Goldberger의 펠라그라 역학 조사 … 88
Harvey … 18
J. Snow의 콜레라 역학 조사 … 88
J.P.Frank … 18
John Snow … 19
Kaup 지수 … 157
LA형 스모그 … 55
Leeuwen Hook … 18
PAN … 57
Panel discussion … 181
Pasteur, Koch … 19
Pettenkofer … 19

POSDCoRB … 138
Ramazzini … 18
Rohrer 지수 … 157
Role Playing … 182
Symposium … 181
Tuberculin test … 122
Vesalium … 18

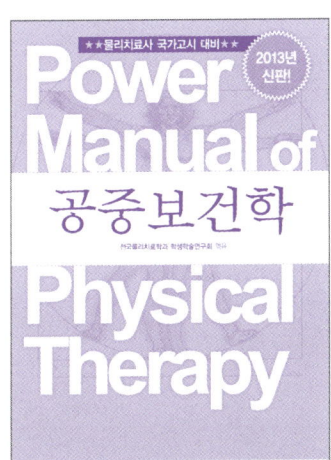

편 저	전국물리치료학과 학생학술연구회 엮음
발행일	2013년 2월
펴낸이	최경락
펴낸곳	예당북스
신고번호	제 25100-2000-8호
주 소	서울시 강동구 동남로 67길 43, 2층(명일동)
	Tel : 02)489-2413, 3427-2410 / Fax : 02)2275-0585
ISBN	978-89-6814-009-9
	978-89-6814-001-3 (세트)

- 잘못된 책은 본사와 서점에서 바꾸어 드립니다.
- 본사의 허락없이 임의로 내용의 일부를 인용하거나 전재, 복사는 행위를 금합니다.
- 책값은 뒤 표지에 있습니다.